U0188452

主　编·翟志敏

副主编·陶千山　王芝涛

白血病和淋巴瘤的 CAR-T细胞治疗

理论、方法与病例分析

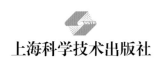

上海科学技术出版社

图书在版编目（CIP）数据

白血病和淋巴瘤的CAR-T细胞治疗 ：理论、方法与病
例分析 / 翟志敏主编. -- 上海 ：上海科学技术出版社，
2024.1
ISBN 978-7-5478-6407-4

Ⅰ. ①白… Ⅱ. ①翟… Ⅲ. ①肿瘤免疫疗法－应用－
白血病－治疗②肿瘤免疫疗法－应用－淋巴瘤－治疗
Ⅳ. ①R733.05

中国国家版本馆CIP数据核字(2023)第210322号

白血病和淋巴瘤的 **CAR－T** 细胞治疗：理论、方法与病例分析

主　编　翟志敏

副主编　陶千山　王芝涛

上海世纪出版（集团）有限公司 出版、发行
上 海 科 学 技 术 出 版 社
（上海市闵行区号景路 159 弄 A 座 9F－10F）
邮政编码 201101　　www.sstp.cn
上海盛通时代印刷有限公司印刷
开本 787×1092　1/16　印张 12.25
字数 260 千字
2024 年 1 月第 1 版　2024 年 1 月第 1 次印刷
ISBN 978－7－5478－6407－4/R·2883
定价：148.00 元

本书如有缺页、错装或坏损等严重质量问题，请向印刷厂联系调换

内容提要

嵌合抗原受体 T 细胞简称 CAR－T（chimeric antigen receptor T－cell），是一种将普通 T 细胞经基因工程技术改造之后表达靶向受体的特殊细胞，具有特异性识别和"捕杀"肿瘤细胞的特点，被称为"细胞活药"。

本书编者均是直接参与临床研究并负责患者全程管理的一线医生，也是国内最早开展 CAR－T 细胞治疗白血病和淋巴瘤的团队之一。本书共分为三部分：第一部分系统地介绍了 CAR－T 细胞治疗技术的基础理论、临床操作程序与方法，以及存在的问题和挑战；第二、三部分主要从编者所在医疗中心采用 CAR－T 细胞治疗过的 100 多例复发/难治性白血病和淋巴瘤病例中，梳理、筛选出 20 个具有独特意义的病例进行分析和讨论。书中重点介绍了所选病例的诊疗过程，并结合国内外报道的临床研究结果或最新进展，从不同角度深度剖析了每个病例的特殊性、成功经验或可能的失败原因及有望解决的方案等。

本书内容前沿，案例真实，可为对使用 CAR－T 细胞治疗感到困惑、担忧，或对此感兴趣的临床医生和研究者提供借鉴和参考。

编者名单

主　编

翟志敏

副主编

陶千山　王芝涛

编　委

（按姓氏汉语拼音排序）

安福润　李迎伟　陶莉莉　王会平　吴　凡　朱维维

秘　书

王会平

主编简介

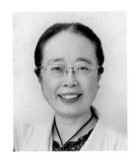

翟志敏

1986 年毕业于中山医科大学,获医学学士学位;1988—1994 年在日本爱知医科大学留学,获医学博士学位;曾多次赴美国约翰斯霍普金斯大学、澳大利亚悉尼大学等国际知名院校进行短期学术访问和交流。

安徽医科大学内科学教授,主任医师,博士研究生导师,安徽医科大学学术委员会副主任委员、血液病学系主任委员、第二附属医院血液科主任。兼任中国医师协会血液科医师分会常委、中国免疫学会理事、安徽省医学会首届临床免疫学分会主任委员、安徽省医师协会血液病学医师分会主任委员、安徽省抗癌协会白血病精准诊断和治疗专业委员会主任委员、安徽省医学会血液学分会副主任委员等学术职务。荣获安徽省学术和技术带头人、"江淮名医"等称号。

从事血液病临床和科研工作 30 余年,擅长白血病、淋巴瘤等恶性血液肿瘤的诊断与治疗,主要研究方向为血液肿瘤免疫相关的机制研究及靶向诊疗技术的开发。曾主持国家自然科学基金项目 4 项,省部级科研项目 8 项,获安徽省科学技术进步奖二等奖和三等奖共 7 项,并以第一发明人获国家知识产权局授权的发明专利 2 项。发表学术论文 300 余篇,其中 SCI 论文 100 余篇,在 *Blood*、*Leukemia*、*Nature Communications* 等发表论文多篇。

副主编简介

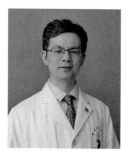

陶千山

医学博士,副教授,副主任医师,硕士研究生导师,第一届安徽省卫生健康骨干人才。兼任安徽省医学会血液学分会青年委员、安徽省医师协会血液病学医师分会青年委员、安徽省抗癌协会血液肿瘤专业委员会委员、安徽省全科医师协会血液病学医师分会常务委员、安徽省免疫学会理事、安徽省医学会临床免疫学分会委员、合肥市医学会血液学分会副主任委员、安徽医科大学血液病学系委员等。从事血液病医、教、研工作10余年,擅长白血病分层诊断及其精准治疗,研究方向为白血病耐药机制研究及新型治疗技术研发。主持国家自然科学基金、安徽省自然科学基金、安徽省高等学校自然科学基金等科研项目7项;以第一和第二完成人荣获安徽省科学技术进步奖各1项。发表学术论文70余篇,其中以第一/通讯作者发表SCI论文12篇。

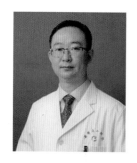

王芝涛

医学博士,副教授,硕士研究生导师。安徽省临床免疫学会青年委员,美国H. Lee Moffitt癌症中心和研究所访问学者。从事血液病临床和科研工作10余年,擅长淋巴瘤和浆细胞疾病的综合治疗,研究方向为浆细胞疾病耐药机制研究及新型治疗技术研发。主持国家自然科学基金和安徽省自然科学基金项目各1项。发表学术论文10余篇,其中在 *Cancer Immunology Immunotherapy* 等发表SCI论文8篇。

序 言

    2017 年 8 月 31 日是人类医药史上具有里程碑意义的一天。美国食品药品管理局（Food and Drug Administration，FDA）正式宣布批准 CD19 CAR－T 细胞可用于治疗 25 岁以下罹患复发/难治性急性 B 淋巴细胞白血病的患者。这是全球首个基于细胞的基因治疗药在临床上市，标志着抗肿瘤治疗步入了一个新时代。这种新疗法不仅让一些几乎无药可用的白血病患者迎来了一线生机，也为其他癌症病种的治疗树立了典范，开启了靶向免疫细胞治疗癌症的新模式。

    安徽医科大学第二附属医院血液科翟志敏主任带领的团队是国内最早开展 CAR－T 细胞治疗白血病和淋巴瘤的团队之一。他们于 2015 年 6 月即在临床启动"CD19 CAR－T 细胞试验性治疗复发/难治性急性 B 淋巴细胞白血病"，并于 2019 年 7 月获准负责安徽省重大攻关项目"CAR－T 细胞治疗复发/难治性淋巴瘤临床应用转化研究"。本书报告的病例就是其团队从近 8 年应用 CAR－T 细胞治疗白血病和淋巴瘤的患者中挑选出的具有代表性或特殊意义的病例，其中包括单用 CD19 CAR－T 细胞治疗获得长期持续缓解的难治性白血病、CAR－T 细胞联合用药或局部注射治疗复发中枢神经细胞白血病或特殊部位淋巴瘤等病例。此外，本书的病例分析还从不同角度对入选患者的诊疗过程、病例诊治中获得的经验及体会进行了介绍和阐述。

　　国家癌症中心 2022 年最新公布的数据显示：我国恶性肿瘤的发病数和病死数持续上升，癌症防控形势严峻。因此，积极开发不同抗癌机制的新药是未来控制肿瘤的重要措施之一。希望从事 CAR - T 细胞研发的科研人员及临床应用工作者能从本书中有所感悟，获得启发。

田志刚

中国工程院院士，欧洲科学院院士

中国科技大学学术委员会副主任兼免疫学研究所所长

中国科学院天然免疫与慢性疾病重点实验室主任

合肥综合性国家科学中心大健康研究院院长

2023 年 9 月 26 日

前 言

　　白血病(俗称"血癌")是 1~14 岁儿童最常见的癌症和主要病死原因,而中国成人淋巴瘤的发病率和病死率也双双进入癌症前十。近几十年来,随着人们对癌症的认识逐步深入,诊断与治疗癌症的技术及方法显著进步,尤其是造血干细胞移植术(俗称"骨髓移植")的产生、不断优化和推广,使很多被视为"不治之症"的白血病和淋巴瘤患者重获新生,白血病和淋巴瘤也成为有可能治愈的疾患。尽管如此,仍然有部分白血病和淋巴瘤患者很难逃脱复发或耐药的厄运,甚至在接受造血干细胞移植术之后再次复发,最终陷入无法控制的状态,预后极差。作为血液科医生,每当面对这些患者痛苦、绝望的表情和企盼、祈求的目光时,我都感到千般痛心和万般无奈,总是一遍又一遍地扪心自问:我还能为他们做什么? 还有什么办法能帮助他们脱离"绝境"、重获生机?

　　2011 年,当我看到国际血液病顶级杂志 *Blood* 上报道的第一篇关于 CAR-T 细胞治疗复发/难治性急性 B 淋巴细胞白血病的临床研究结果时,我立即意识到这种新技术和新药可能会给这些患者带来"重生"的希望。自此,我一直密切追踪这方面的最新动向及进展。随后 3 年,又有多篇令人鼓舞的此类研究报告相继发表,CAR-T 细胞治疗血液肿瘤的疗效逐渐受到全球的关注和肯定。但由于当时在国内尚无法获得该药,我只能对此保持密切关注。直到 2015 年,我们团队才终于有机会与国内具有制作 CAR-T 细胞的仪器设备和技术力量的机构建立实质性合作,开始试验性地采用 CD19 CAR-T 细胞来治疗复发/难治性急性 B 淋巴细胞白血病和淋巴瘤。

　　弹指一挥间,8 年过去了。回忆当初我们使用 CAR-T 细胞时,曾有惴惴不安和期盼,曾有过患者起死回生时的无比欣慰和振奋,也曾有过失败时的无比悲伤、沮丧和困惑。历经 8 个寒暑,越过万水千山,尝尽辛酸苦辣,我们已经用 CAR-T 细胞治疗了 100 多例白血病和淋巴瘤患者。

　　纵观全球,截至 2023 年 6 月,已有 8 款 CAR-T 细胞新药通过临床试验性治疗研究被正式批准为商品化用药,其中有 3 款 CAR-T 细胞分别于 2021 年 6 月、9 月和 2023 年 6 月在中国上市。而最早一批接受我们CAR－T细胞治疗的患者，有的在获得完全缓解后，已持续无复发生存近7年之久。这确凿无疑地证实了CAR－T细胞治疗具有良好的疗效和应用前景。

不可否认的是，由于种种原因，如制药技术仍有制约、成本高昂及严重的不良反应等，目前仅有少数患者能切实受益于CAR－T细胞治疗，但它也无疑为身患绝症而穷尽了现有治疗手段的患者带来了一线生机。如今，科学家和医药工作者正在积极研发各种新型的CAR－T细胞，期望未来为越来越多的癌症患者造福，并使其成为治疗癌症的主要方法之一。

正因如此，我感受到了时代赋予的使命感：我们应该对非常有意义、有代表性的CAR－T细胞治疗病例进行仔细分析和总结，把其中的成功经验、可能的失败原因及教训呈现给各位同行，期望能够对刚刚开始接触或者有志于CAR－T细胞治疗或研究的同道有所帮助或启发。但愿本书能为他们提供一点帮助，给予一点启示，增加一点自信，这便是我们撰写本书的愿望和初衷。

翟志敏

2023年6月26日

目 录

第三部分

CAR－T 细胞治疗淋巴瘤的病例分析

143

第一部分

概 述

第一章
CAR－T 细胞治疗的基础理论

一、CAR－T 细胞简介

嵌合抗原受体 T 细胞(chimeric antigen receptor T－cell，CAR－T)是指在体外通过细胞培养和基因工程等技术,将能够识别某种肿瘤细胞表面抗原的抗体编码基因与刺激 T 细胞活化的胞内段信号分子的基因相融合,并转染至 T 细胞,人工使 T 细胞表达可特异结合肿瘤细胞靶抗原的嵌合抗原受体复合物(CAR)[1]。CAR－T 细胞在体外被进一步扩增、培养后,可生成大量特异性识别肿瘤细胞的杀伤性 CAR－T 细胞,由于其具备选择性"点杀"肿瘤细胞的特点,因此也被称为"细胞导弹"或"活药"疗法。

与其他靶向抗肿瘤药一样,CAR－T 细胞首先是在血液系统恶性肿瘤的治疗中展现出显著的疗效。尤其是针对 B 淋巴细胞表面白细胞分化抗原(cluster differentiation，CD)19 的 CAR－T 细胞(CD19 CAR－T),在临床治疗复发/难治性 B 淋巴细胞白血病及淋巴瘤中取得了重大突破和令人鼓舞的效果。2017 年 8 月 31 日是人类医药领域具有里程碑意义的一天,美国食品药品管理局(Food and Drug Administration，FDA)正式宣布批准 CD19 CAR－T 细胞可用于治疗 25 岁以下 CD19⁺ 复发/难治性 B－ALL(relapsed or refractory B－cell acute lymphoblastic leukemia，r/r B－ALL)。这是全球首个基于细胞的基因治疗药在临床上市,标志着医药行业步入一个新的肿瘤精准治疗时代[2]。

CAR－T 细胞疗法不仅让一些几乎面临无药可用的白血病和淋巴瘤患者迎来一线生机,也为其他恶性肿瘤的治疗开创了新的模式。这种新疗法具有广阔的发展和应用前景,未来可能有越来越多的癌症患者受益于此。

二、CAR－T 细胞治疗的萌生与发展

虽然 CAR－T 细胞是在 2010 年开始实现向临床应用转化并取得突破性进展的,但追踪

CAR-T细胞的研究和制造历史发现,实际上从20世纪80年代末,科学家就开始对CAR-T细胞的构建、制备技术和功能进行了研究。早期研制的CAR-T细胞也被称为第1代CAR-T细胞,只是单纯地将针对肿瘤靶抗原的单克隆抗体单链可变区片段(single-chain variable fragment, scFv)与T细胞受体(T cell receptor, TCR)的活化信号通路[通常是跨膜信号域(trans-membrane domain, TMD)]和CD3ζ链免疫受体酪氨酸激活基序(immunoreceptor tyrosine-based activation motif, ITAM)或FcεRIγ的胞内部分偶联融合为一个嵌合蛋白,并在T细胞上表达。这虽然提高了T细胞靶向精准识别肿瘤细胞的能力,但缺乏显著有效的抗肿瘤活性。研究人员深入探究其原因,发现可能与CAR-T细胞扩增能力有限和存活时间短暂有关[3-7]。

随后,研究者们在第1代CAR的结构上插入一个或两个共刺激信号域,相继制造出了第2代和第3代的CAR-T细胞。第2代CAR-T细胞是在第1代CAR的受体与胞质内TCR-ζ链之间串联插入一个共刺激信号CD28或4-1BB(CD137)信号域。体外及临床研究结果均显示,第2代CAR-T细胞在体内的增殖和活力均显著提升。而第3代CAR-T细胞则是在相同区域同时插入两个共刺激信号域,即一个是CD28或4-1BB,同时导入另一个共刺激信号分子,如OX40、4-1BB或CD28[8-18]。此外,还有使细胞因子或其他更多功能结构域的分子插入并表达的各种第4代CAR-T细胞设计方案相继被推出[19,20]。这些从基因工程方面对CAR构建的改造,主要目的是在保留第1代CAR-T细胞靶向识别功能的同时,进一步提升CAR-T细胞的临床应用效能,即增强CAR-T细胞的杀伤活性和持久性,或者降低、调控其毒性反应等(图1-1-1)。

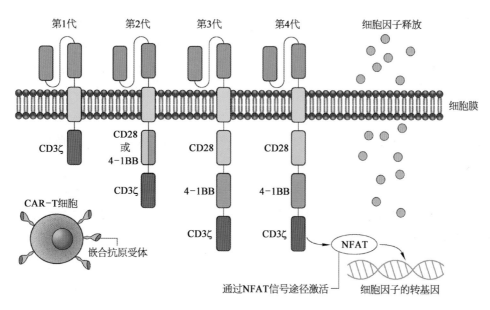

图1-1-1·**CAR-T细胞结构及其发展示意图**

NFAT: nuclear factor of activated T cells,活化T细胞核因子。

迄今，已报道在临床使用的 CAR－T 细胞大多数属于第 2 代，并且美国 FDA 批准允许在临床应用的商品化 CAR－T 细胞也均属于第 2 代，而第 3、第 4 代 CAR－T 细胞尚处于临床前期研究或试验性治疗阶段[19,20]。自 2017 年 8 月全球首个 CAR－T 细胞产品被正式批准上市以来，截至 2023 年 1 月，全球已有 7 款 CAR－T 细胞作为靶向生物免疫治疗新药相继获批上市。从 T 细胞来源和嵌合的靶分子来看，上市的新药均为自体、针对 B 淋巴细胞 CD19 或 B 细胞成熟抗原（B cell maturation antigen，BCMA）两种靶点的 CAR－T 细胞，其适应证主要为复发/难治性 B 淋巴细胞恶性肿瘤（包括浆细胞肿瘤）[19,20,23,43,44]。2021 年 6 月，中国药品监督管理局（National Medical Products Administration，NMPA）批准首个商品化 CD19 CAR－T 细胞上市以治疗成人复发/难治性大 B 细胞淋巴瘤；同年 9 月，第 2 款 CD19 CAR－T 细胞也在中国获批上市，同样用于治疗成人复发/难治性大 B 细胞淋巴瘤。

综上所述，经过 30 多年科学家与临床学者们的不懈研究和艰辛努力，CD19 CAR－T 细胞作为靶向免疫细胞治疗的首个卓越范例，开启了基础研究向临床应用的成功转化。与目前临床广泛使用的酪氨酸激酶抑制剂等抗肿瘤分子靶向药一样，CAR－T 细胞于初始阶段一般需要先在血液肿瘤治疗方面取得突破并积累大量临床经验，未来才能以此为模板，不断研发多种多样的改良或新型靶点的 CAR－T 细胞，并逐步向临床各类恶性肿瘤的治疗转化和推进。CD19 CAR－T 细胞治疗技术的诞生和发展标志着人类医药史上一次重大的转折。

三、CAR－T 细胞治疗的基本原理

在各种内外因素的刺激或压力下，个体内部随时都有可能发生细胞突变，并产生具有恶性表型的癌细胞。但为什么一般情况或多数群体并无肿瘤发生，而有些人却不幸罹患肿瘤，甚至快速恶化进展？其主要原因就是当机体的免疫防卫系统处于健康正常状态时，可以通过细胞免疫机制，监视并特异地清除突变细胞，使突变细胞很难在体内存留或发展成为肿瘤；反之，当机体免疫系统发生故障或受到干扰和损伤时，突变细胞便会持续演变、扩增，最终导致肿瘤发生[21]。

T 淋巴细胞是调动机体抗肿瘤免疫并直接参与清除癌变细胞的主力军[22]。它包括 CD4+ 辅助性 T 细胞（helper T cells，Th）和 CD8+ 细胞毒性 T 细胞（cytotoxic T lymphocytes，CTL）两大亚群。这两者均需要通过 TCR 与 CD3 结合组成 TCR－CD3 复合物，再与 I 或 II 类主要组织相容性抗原复合物（major histocompatibility antigen complex，MHC）结合，在共刺激分子受体的协同下，方可特异性识别肿瘤抗原并高效启动 T 细胞活化及增殖。在此基础上，CD8+CTL 通过穿孔素、颗粒酶 B 及死亡受体信号传导等多种机制，发挥杀伤靶肿瘤细胞的功能；而 CD4+Th 则通过产生和释放大量效应性细胞因子或激活其他免疫细胞的细胞毒活性，以抑制肿瘤发生或增强免疫应答（图 1－1－2）。

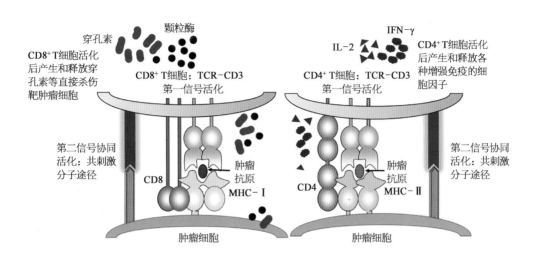

图 1 - 1 - 2 · 正常 T 细胞启动和发挥肿瘤免疫监视的主要机制

T 细胞通过 TCR 第一信号接受 MHC 限制的肿瘤抗原复合物刺激,并在第二信号协同活化下,启动和发挥抗肿瘤免疫监视功能。

因此,若要启动 T 细胞发挥抗肿瘤的免疫反应,除了需要肿瘤细胞表达特定的抗原之外,还会受到 MHC 的限制。肿瘤抗原须在细胞内加工成肿瘤肽,与 MHC Ⅰ 或 Ⅱ 类分子共结合,表达于肿瘤细胞表面,并在第二信号共刺激分子的协作下,才能够有效地激活 CD8$^+$CTL 杀伤肿瘤细胞的效应和 CD4$^+$Th 的免疫增强效应。然而,肿瘤细胞为了保护自身免遭清除,往往通过隐蔽或下调肿瘤抗原表达、干扰 MHC 抗原肽和第二信号共刺激分子等方式"逍遥法外"——使 T 细胞无能,从而逃逸 T 细胞的免疫监视和杀伤作用(图 1 - 1 - 3)。

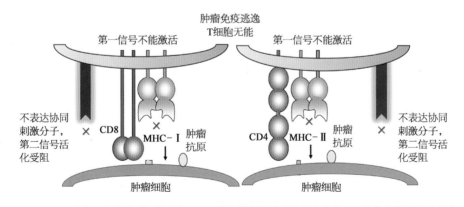

图 1 - 1 - 3 · 肿瘤细胞通过下调或缺失 MHC/协同共刺激分子的表达逃逸 T 细胞免疫监视的示意图

CAR - T 细胞疗法便是针对肿瘤免疫逃逸(tumor immune escape)机制所研发的靶向生物免疫疗法。它利用基因工程技术,在体外将带有特异性抗原识别及 T 细胞活化信号结构的遗传物质转入 T 细胞,使 T 细胞表达可直接与肿瘤细胞表面特异性抗原结合并将信号放大输送到细胞内的 CAR。换句话说,CAR - T 细胞的本质是"人为构建"不受 MHC 限制且不依赖天然共刺激分子支持的"特制信号通路",以强行启动并重新激活 T 细胞的免疫监视功能。

CAR - T细胞作用期间还可能形成免疫记忆 T 细胞,从而获得长效特异性的抗肿瘤免疫反应,进一步抑制肿瘤生长和进展[1,19,20](图 1 - 1 - 4)。

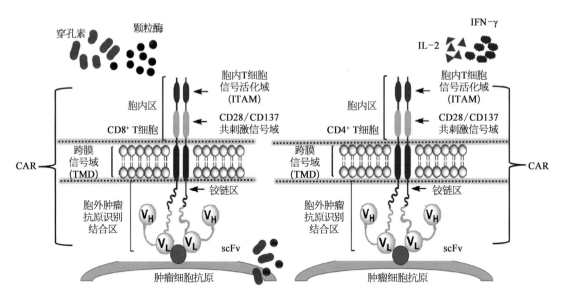

图 1 - 1 - 4 · CAR - T细胞杀伤肿瘤的作用机制图

基因编辑使 T 细胞表达不受 MHC 限制和非天然共刺激分子依赖的人工信号通路"CAR",重新激活 T 细胞的免疫监视和杀伤功能。

第二章

CAR－T细胞治疗的
临床基本操作程序及方法

目前,CAR－T细胞主要用于治疗复发/难治性血液肿瘤患者,且T细胞来源于自体,临床实施CAR－T细胞治疗的一般基本操作程序及方法如下所述(图1－2－1)。

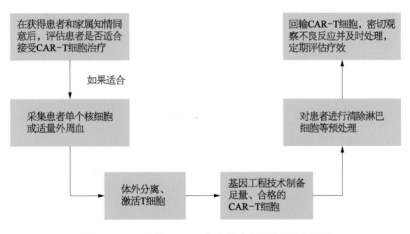

图1－2－1·自体CAR－T细胞治疗血液肿瘤的流程图

一、治疗前对患者的评估

▌(一) 适应证

首先,无论是临床试验性研究,还是药企商业化应用的CAR－T细胞治疗,如今的CAR－T细胞适应证都只为复发/难治性恶性肿瘤。例如,CD19 CAR－T细胞仅用于治疗复发/难治性急性B淋巴细胞白血病或淋巴瘤。其次,在决定CAR－T细胞治疗前,需要通过流式细胞术或病理免疫组织化学法检查,确认其肿瘤细胞表面有无可供CAR结合和锁定的靶分子,如CD19、CD22等抗原的表达。一般只要肿瘤细胞表达相应的靶抗原,尤其是膜抗原为阳性,就有可能接受针对相应靶抗原的CAR－T细胞治疗。当采用已商品化的CAR－T细胞治疗时,需详细阅读说明书并按照其中的具体描述选择适应证和患者；当采用临床试验期的 CAR－T 细胞治疗时，适应证及患者的选择（包括年龄、前期用药等要求）则参照研究方案制定的标准执行[23]。

根据相关参考文献和标准，本书中定义的复发/难治性急性 B 淋巴细胞白血病（r/r B－ALL）是指[24,35,40]：① 用标准的诱导缓解方案治疗 2 个疗程未达缓解；② 首次缓解后 6 个月内复发（又称早期复发）；③ 首次缓解后 6 个月后复发，但用原诱导方案再次治疗失败；④ 多次复发。复发/难治性 B 细胞淋巴瘤是指[25,38,51,54]：① 用标准方案化疗 2 个疗程，肿瘤缩小不足 50% 或病情进展；② 按标准方案化疗达完全缓解，但半年内复发；③ 2 次或 2 次以上复发；④ 造血干细胞移植后复发；⑤ 转化型的侵袭性淋巴瘤。

■（二）患者状态

除了需要确认患者前期治疗对肿瘤的反应性和疗效，以及是否表达合适的抗原分子外，为保证在体外能够成功制备来自患者的自体 CAR－T 细胞，尽可能保障患者可以耐受 CAR－T 细胞治疗相关的不良反应并降低治疗风险，启动 CAR－T 细胞治疗前还需要进行一系列患者状态的评估。系统的评估包括患者的一般情况、外周血细胞及 T 淋巴细胞计数、脏器功能等。同时，也建议有条件的临床机构或细胞治疗中心对患者的 T、B 淋巴细胞亚群、分型，以及白细胞介素-6（interleukin－6，IL－6）等细胞因子的基质水平进行检测和评估，因为这可能有助于预测患者的疗效和安全性[11-19,23,40]。

1. 体能状态

参照美国东部肿瘤协作组（Eastern Cooperative Oncology Group，ECOG）的评分标准[26]（表1-2-1），一般要求患者的 ECOG 评分≤2 分，且预期生存时间超过 3 个月以上[11-19,23,40]。

表 1-2-1·ECOG 评分标准

分数级别	体能状态
0	活动能力完全正常，与起病前无明显差别
1	能自由走动和从事轻体力活动，包括一般家务或办公室工作，但不能从事较重的体力活动
2	能自由行走及生活自理，但已丧失工作能力，日间超过一半时间可以下床活动
3	生活仅能部分自理，日间超过一半时间卧床或坐轮椅
4	卧床不起，生活不能自理
5	死亡

2. 血细胞和 T 淋巴细胞水平

一般要求患者的血细胞水平达到外周血白细胞计数≥4.0×10^9/L，血红蛋白>80 g/L，血小板计数≥50×10^9/L。但对于病情进展较快、高危重症的患者，在充分告知患者及家属相关风险并取得理解和同意后,外周血细胞指标可放宽至白细胞计数≥2.0×10⁹/L,血红蛋白>60 g/L,血小板计数≥30×10⁹/L,甚至更低。

静脉采集外周全血或利用血细胞分离机采集外周血单个核细胞(peripheral blood mononuclear cell,PBMC)时,外周血 CD3⁺T 淋巴细胞计数一般要求≥0.5×10⁹/L,而当该值<0.2×10⁹/L 时则不可以采集自体血进行 CAR-T 细胞制备。如果 T 淋巴细胞计数在 0.2×10⁹/L~0.5×10⁹/L 之间,研究者可以根据患者前期诊疗过程、T 淋巴细胞的质量等指标综合判断患者能否启动 CAR-T 细胞治疗[11-19,23,40]。

3. 脏器功能

一般要求患者心脏、肝脏、肾脏、肺、脑等脏器功能无明显异常[11-19,23,40],如:① 左心室射血分数≥50%,无心包积液,心电图无具有临床意义的异常;② 肌酐不超过正常值范围上限的 2 倍(Cr≤2.0×ULN,upper limit of normal value)或肌酐清除率≥60 ml/min,谷丙转氨酶/谷草转氨酶≤2.5×ULN,总胆红素≤2.0×ULN;③ 无或仅少量胸腔积液及腹腔积液,血氧饱和度≥95%;④ 患者意识清醒,能理解并主动配合治疗;⑤ 身体没有尚未愈合的明显创伤或伤口。

4. 感染

治疗前或采集细胞时,如果有以下严重、不可控制的活动性感染,均不能接受 CAR-T 细胞治疗。主要包括:影响人体免疫系统功能的特殊感染,如人类免疫缺陷病毒(human immunodeficiency virus,HIV)抗体阳性和(或)有获得性免疫缺陷综合征(acquired immunodeficiency syndrome,AIDS;又称艾滋病)病史;丙型肝炎病毒(hepatitis C virus,HCV)抗体阳性和(或)丙型肝炎病毒核糖核酸(HCV-RNA)阳性;乙型肝炎病毒 e 抗原(hepatitis B virus e antigen,HBeAg)阳性和(或)乙型肝炎病毒脱氧核糖核酸(HBV-DNA)定量大于正常上限等[11-19,23,40]。

5. 怀孕或哺乳期妇女

育龄妇女在接受 CAR-T 细胞治疗前必须确认并在治疗期间确保无妊娠可能,即治疗前血清妊娠试验为阴性,从 CAR-T 细胞治疗前到治疗后半年以上要采取有效的避孕措施以防止怀孕。因此,正在妊娠或哺乳中的妇女不能接受 CAR-T 细胞治疗[11-19,23,40]。

6. 其他

通过详细的病史采集和系统的体格检查,明确有以下合并症或相关疾病表现的患者,均不适合接受 CAR-T 细胞治疗。① 有器官移植史或异基因造血干细胞移植术后有明显移植物抗宿主病(graft versus host disease,GVHD)的患者;② 系统性自身免疫疾病、免疫缺陷病或严重过敏体质的患者;③ 任何需要依赖免疫抑制剂或激素治疗的慢性疾病患者;④ 凝血功能有异常或严重血栓尚未康复的患者;⑤ 精神、认知有障碍,不能沟通和配合的患者;⑥ 其他任何研究者认为可能会受到 CAR-T 细胞治疗不利因素影响的患者[11-19,23,40]。

二、细胞采集

当前,不仅商品化的 CAR-T 细胞均由源于患者自体的 T 淋巴细胞制作而成,而且大多数临床 CAR - T 细胞试验性治疗的起始 T 细胞也取自患者自身循环外周血中的 T 细胞。对于曾经接受过造血干细胞移植术后复发的患者，如果评估患者病情无明显 GVHD 表现，可以考虑从供者获取起始 T 细胞。当患者一般情况良好，血细胞计数基本正常的情况下，可以经外周静脉直接采集适量全血（一般为 100~200 ml）。但如果患者外周血淋巴细胞计数偏低，尤其是 T 细胞显著减少时（CD3$^+$T 淋巴细胞计数$<0.5×10^9$/L），则利用细胞分离机采集 PBMC。具体采集量根据白细胞计数及其中 CD3$^+$T 淋巴细胞比例进行计算，且最终采集的 PBMC 或外周血中至少含 $5×10^6$ 个 CD3$^+$T 淋巴细胞[11-19,23,40]。

三、体外制备 CAR - T 细胞

CAR - T 细胞是在体外利用基因工程技术修饰、改造且可大量扩增的特殊 T 细胞。这些经修饰改造后的 T 细胞膜表面特异性表达能稳定结合肿瘤靶抗原分子的 CAR，从而不依赖主要组织相容性复合体（MHC）即可定向杀伤与 CAR 结合的肿瘤细胞。因此，在采集患者的外周血细胞后，需要在符合药品生产管理规范（Good Manufacture Practice for Drugs，GMP）的实验室进行 1~3 周的系统化技术处理，包括 T 细胞的纯化培养和激活、CAR 基因片段的导入和转染表达后的进一步扩增、质量监控等。此外，不同来源的 T 细胞、CAR 结构上的差异及实验室制作 T 细胞工艺上的变化等因素，可能会导致在针对不同患者或生产不同类型的 CAR - T 细胞时，需要花费的时间之间相互差异很大。因此，临床主管医生将患者细胞送至 CAR - T 细胞制备中心或实验室之后，还要与具体操作的技术人员或联络者保持密切联系，尽快确认能否获得质量合格的 CAR - T 细胞并预定回输的时间[1,19,20]。

四、治疗前的预处理

为了让 CAR - T 细胞在输入患者体内后能够获得足够的空间和细胞因子来继续扩增，并尽可能防止肿瘤溶解综合征（tumor lysis syndrome，TLS）等严重不良反应的发生，需要在回输 CAR - T 细胞之前根据患者血细胞计数、肿瘤负荷大小等病情评估的结果，适当对患者进行清除淋巴细胞的预处理和（或）控制肿瘤快速进展的桥接治疗。清除淋巴细胞的预处理一般采用 FC（氟达拉滨+环磷酰胺）方案，即每日氟达拉滨 25~30 mg/m^2 和环磷酰胺 250~500 mg/m^2，连续使用 3~5 天。降低肿瘤负荷的桥接治疗则根据患者既往用药和治疗过程，选择未曾使用过或可能对肿瘤细胞敏感但不影响 CAR - T 细胞功能的方案，如化疗、分子靶向药和放疗等。但是，在 CAR - T 细胞输注前一周必须停药，预处理用药也必须在 CAR - T 细胞输注前 48 小时完成[11-19,23,40]。

五、CAR - T 细胞的回输

实验室成功制作 CAR - T 细胞后，由研究者和主管医生根据患者病情决定是否立即回输新鲜的CAR-T细胞。如果短时内不宜回输,可以委托实验室把制作好的CAR-T细胞置于-80℃以下超低温环境冻存,待条件许可时再复苏细胞回输。回输CAR-T细胞时,至少由三方(医生、护士和细胞制作方)共同对患者的姓名、性别、年龄、住院号、细胞产品序列号,以及对CAR-T细胞的质量监测指标(表1-2-2)等各项逐一进行认真的仔细核对。在确保准确无误且产品合格后,先给予氯苯那敏和对乙酰氨基酚(或其他抗组胺药和非甾体抗炎药)以预防输注反应;30分钟后,开始回输CAR-T细胞,先慢速滴入(30滴/秒),观察3~5分钟后如无明显不良反应,改为快速输注。回输前后需紧密观察患者的精神状态(有无寒战、皮疹、大量出汗等),同时密切监测患者的体温、呼吸、血压、脉搏、行为意识等。若有发热、心慌、胸闷、气促等异常情况发生,则立即减慢甚至暂停输注,积极对症处理,好转后再缓慢、平稳地输注[11-19,23,40]。

表1-2-2·**CAR-T细胞产品质量检验报告单**

	报告单编号:	
产品名称:		
产品批号:	受试者编号:	
剂量(ml):	剂型:注射剂	
包装规格(ml/袋):	批生产量(细胞总数):	
生产日期:	有效期至:	
取样日期:	报告日期:	

检验项目	标准要求	检验结果	结果判定
外观	类白色至微黄色不透明液体,无肉眼可见异物		
pH	6.50~7.50		
活细胞密度	实测值(细胞数/ml)		
细胞活率	≥80.0%		
T细胞比例	≥99.0%		
细菌培养	阴性		
支原体/病毒	阴性		
细菌内毒素	<2.5 EU/ml		
CAR-T细胞比例	≥20.0%		
CAR-T细胞数量	根据公式"活细胞密度×体积×CAR阳性T细胞比例"计算		

备注:		
生产单位:	质控员签字/审核人签字:	

六、CAR-T 细胞治疗相关不良反应的观察和处理

CAR-T 细胞回输后，除肿瘤溶解、感染等普通不良事件外，与 CAR-T 细胞相关特有的最常见不良反应是细胞因子释放综合征（cytokine release syndrome，CRS），其次为免疫效应细胞相关神经毒性综合征（immune effector cell-associated neurotoxicity syndrome，ICANS），以及脱靶效应（如 B 细胞再生障碍），严重时还可能致命[27-30]。曾有报道早期接受 CD19 CAR-T 细胞治疗的患者几乎都发生了不同程度的不良事件，极少数患者甚至因严重急性不良反应而死亡[31,32]。自 CAR-T 细胞治疗在临床应用以来，有多个评价 CRS 和 ICANS 的标准系统被提出。为了能够按照相对统一且可通用的标准进行判断和处理，2019 年美国移植和细胞治疗学会（American Society for Transplantation and Cellular Therapy，ASTCT）组织全球相关专家对 CRS 和 ICANS 进行了专题讨论并达成共识。专家共识明确了其定义和分级标准，并对临床如何处理 CRS 和 ICANS 也提出了指导意见[29]。

CRS 是 CAR-T 细胞治疗后最常见的不良反应。它起病时通常以发热作为标志，体温有时甚至会超过 40℃，还可能出现低血压、毛细血管渗漏（缺氧）和终末器官功能受损。CRS 的临床表现主要为恶心、肌痛、头痛、心慌、谵妄、呼吸急促等（表 1-2-3），罕见情况可演变为暴发性噬血细胞性淋巴组织细胞增生症（haemophagocytic lymphohistiocytosis，HLH），又称巨噬细胞活化综合征（macrophage-activation syndrome，MAS）。严重的 CRS 合并症还包括心功能不全、成人呼吸窘迫综合征、神经毒性、肾和（或）肝衰竭及弥散性血管内凝血等，甚至可能进行性加重并危及生命。

表 1-2-3 · CRS 所致的各系统毒副反应

器官/系统	临床症状
一般表现	发热、寒战、疲劳、乏力、头痛、关节痛、厌食等
心血管	心动过速、低血压、心律失常、心脏射血分数降低、心搏骤停等
呼吸系统	肺水肿、低氧血症、呼吸困难、肺炎等
肾脏	氮质血症、少尿、无尿等
肝脏及胃肠道	转氨酶升高、高胆红素、恶心、呕吐、腹痛、腹泻、结肠炎等
血液系统	血细胞减少、凝血酶原时间延长、活化部分凝血活酶时间延长、D-二聚体增加、低纤维蛋白原血症等
骨骼肌肉	肌酸激酶升高、肌无力、肌痛等
中枢神经系统	头痛、意识障碍、表达性失语、幻觉、抽搐、昏迷等

CRS: cytokine release syndrome，细胞因子释放综合征。

由于 CRS 的很多症状与中性粒细胞减少伴感染、肿瘤溶解综合征或其他内科合并症交叉重叠,而治疗 CRS 需要采用的免疫抑制剂可能会影响患者的抗感染、抗肿瘤效应及临床转归,因此能否准确判断和处理不同级别的 CRS 至关重要[27-32]。2014 年,Lee 等人在美国国家癌症研究所不良事件通用术语标准(Common Terminology Criteria for Adverse Events v4.0, CTCAE v4.0)中对抗体药物相关 CRS 制定的分级系统标准的基础上进行了优化和量化,将 CAR-T 细胞相关 CRS 的严重程度进行了分级。他们认为细胞因子固然重要,尤其是由 IL-6 异常升高所介导的信号轴链级反应与 CRS 密切相关,但考虑到大多数医院尚未建立标准的细胞因子谱检测方法,所以推出了以临床表现为依据的 CRS 分级系统[33,34]。

2019 年,ASTCT 将 CRS 定义为任何免疫治疗后诱导的内源性或输入的 T 细胞和(或)其他免疫效应细胞被激活或参与的一种超生理反应。ASTCT 共识特别强调了 CRS 必须归因于免疫效应细胞的参与,同时对上述 Lee 等人提出的分级标准进行了进一步优化和更新(表 1-2-4)。ASTCT 分级系统主要基于医生对患者 CRS 进行干预的程度或类型,同样未包括实验室参数。对 1 级 CRS 或 CRS 前期表现的一些轻微不适(如乏力、低热、厌食等)主要是密切观察,并排除粒细胞减少或相关感染,必要时对症处理。2 级以上 CRS 的干预措施除积极支持治疗外,一般首选 IL-6 阻断剂,如抗人 IL-6 受体单抗(tocilizumab,托珠单抗)或抗 IL-6 单抗(siltuximab,司妥昔单抗);若效果不佳可采用皮质类固醇或其他可获得的相关细胞因子

表 1-2-4·CRS 分级[#](ASTCT 共识)

CRS 参数	1 级	2 级	3 级	4 级
发热[†]	体温≥38℃	体温≥38℃	体温≥38℃	体温≥38℃
		以及		
低血压	无	无需升压药	需要一种升压药,合用或不合用抗利尿激素	需要多种升压药(抗利尿激素除外)
		和(或)[‡]		
缺氧	无	需要低流量鼻导管[*]或吹送(blow-by)	需要高流量鼻导管、普通面罩、非重复吸入面罩或 Venturi 面罩	需要正压(如 CPAP、BiPAP、插管或机械通气)

[#] 与 CRS 相关的器官毒性可根据 CTCAE v5.0 分级,不影响 CRS 分级。

[†] 发热的定义是指非其他任何原因导致的体温≥38℃。若 CRS 患者接受了解热药或抗细胞因子治疗(如托珠单抗或甾体类药物),后续 CRS 严重程度的分级则不再需要根据发热,而 CRS 分级取决于低血压和(或)缺氧。

[‡] CRS 分级由更严重的事件决定:非其他任何原因引起的低血压或缺氧。例如:体温 39.5℃ 的患者,低血压需要使用一种升压药,缺氧需要低流量鼻导管,CRS 分级为 3 级。

[*] 低流量鼻导管定义是给氧≤6 L/分钟,低流量也包括有时用于儿童吹送给氧;高流量鼻导管定义为>6 L/分钟的给氧。
CRS: cytokine release syndrome,细胞因子释放综合征;ASTCT: American Society for Transplantation and Cellular Therapy,美国移植和细胞治疗学会;CPAP: continuous positive airway pressure,持续正压通气;BiPAP: bilevel positive airway pressure,双水平气道正压通气。

拮抗剂。对于伴有神经功能障碍的 3 级或 4 级 CRS 患者，无明显血流动力学异常或其他危及生命的症状，可考虑使用皮质类固醇作为首选一线免疫抑制剂，紧急情况下可能需要机械通气，甚至转入重症监护病房[29]。

ICANS 是与 CAR－T 细胞治疗相关的第 2 种常见的不良反应，其神经症状在包括与肝功能衰竭、严重高血压、子痫、感染、电解质异常、免疫抑制及细胞毒性药物治疗等相关的病理过程中也可能出现。ICANS 具有与其他脑病交叉重叠的特征，但对一位清醒患者来说，ICANS 往往具有更明显的特点。早期清醒的 ICANS 患者意识淡漠、不说话，对检查者没有语言或身体反应[27,28]。ASTCT 将 ICANS 定义为：一种以涉及中枢神经系统病理过程为特征的异常，其继发于任何诱发内源性或注入的 T 细胞和（或）其他免疫效应细胞激活或参与的免疫治疗。症状或体征可能是渐进性的，或者是与 CRS 同时发生的，也可能呈现出爆发性独立的神经系统损伤的表现，包括失语症、意识水平改变、认知能力受损、运动无力、癫痫发作或脑水肿。由于成人和儿童脑神经受损具有不同的临床表现，ASTCT 针对成人和儿童分别推荐了脑病的评估方法，并制定了相应的 ICANS 分级标准[29]（表 1－2－5 至表 1－2－8）。

表 1－2－5·用于 ICANS 分级的脑病评价方法（ICE 评分法）

ICE 评分系统		
定位	能说出年、月、城市、医院	4 分
命名	能命名三个物体，如指出钟表、笔、纽扣	3 分
遵循指令	能遵循简单指令，如"向我出示两只手指"或"闭眼，伸出舌头"	1 分
书写	能写出一个标准句子，如"我们的国鸟是秃鹰"	1 分
注意力	能够以 10 为间隔从 100 倒数	1 分

积分 10 分，无损伤；7~9 分，ICANS 分级为 1 级；3~6 分，ICANS 分级为 2 级；0~2 分，ICANS 分级为 3 级；0 分，由于患者无法唤醒且不能进行 ICE 评分，ICANS 分级为 4 级。ICANS：immune effector cell-associated neurotoxicity syndrome，免疫效应细胞相关神经毒性综合征；ICE：immune effector cell-associated encephalopathy，免疫效应细胞相关性脑病。

表 1－2－6·成人 ICANS 分级（ASTCT 共识）

神经毒性[‡]	1 级	2 级	3 级	4 级
ICE 评分[†]	7~9	3~6	0~2	0（患者无法唤醒且不能进行 ICE 评分）
意识水平降低[◇]	自主觉醒	声音可唤醒	仅触觉刺激可唤醒	无法唤醒，或者需要强力或反复触觉刺激方可唤醒；昏睡或昏迷
癫痫	N/A	N/A	临床迅速缓解的局灶性或全身性癫痫，抑或干预后缓解在 EEG 显示的非惊厥性癫痫	危及生命的长时间发作（>5 分钟）；反复发作的临床间间歇期未回到基线的电生理性癫痫

神经毒性[‡]	1 级	2 级	3 级	4 级
运动无力[§]	N/A	N/A	N/A	深局灶性运动无力,如偏瘫或截瘫
ICP 升高/脑水肿	N/A	N/A	神经影像显示局灶/局部脑水肿[#]	神经影像显示弥漫性脑水肿;去大脑或去皮质体位;第Ⅵ颅神经麻痹;Cushing 三联征

[‡] ICANS 分级以非其他任何原因引起的最严重的事件来决定(ICE 评分、意识水平、癫痫发作、运动无力、颅内压升高/脑水肿)。例如:ICE 评分 3 分的患者若有全身性癫痫,ICANS 分级为 3 级。

[†] ICE 评分为 0 的患者,如果清醒后完全失语,ICANS 分级为 3 级;同样 ICE 评分为 0 的患者,若无法唤醒,则 ICANS 分级为 4 级。

[❖] 意识水平降低应排除其他原因所致(如未用镇静剂等)。

[§] 免疫效应细胞治疗相关的震颤和肌阵挛可根据 CTCAE v5.0 分级,不影响 ICANS 分级。

[#] 颅内出血无论有无相关水肿都考虑并非神经毒性表现,不适用于 ICANS 分级,可根据 CTCAE v5.0 分级。

ICANS:immune effector cell-associated neurotoxicity syndrome,免疫效应细胞相关神经毒性综合征;ASTCT:American Society for Transplantation and Cellular Therapy,美国移植和细胞治疗学会;ICE:immune effector cell-associated encephalopathy,免疫效应细胞相关性脑病;N/A:表示未分析或不适用;EEG:electroencephalogram,脑电图;ICP:intracranial pressure,颅内压。

表1-2-7·用于<12 岁儿童 ICANS 分级的脑病评估方法(CAPD 积分法)

通过与孩子的互动,根据孩子回答以下问题的结果进行打分	从不(4分)	偶有(3分)	时有(2分)	常有(1分)	一直有(0分)
(1) 孩子是否与看护者进行眼神接触					
(2) 孩子的行为有目的吗					
(3) 孩子是否意识到他/她的周围环境					
(4) 孩子是否表达需求					
(5) 孩子焦躁不安吗					
(6) 孩子是否无法慰藉					
(7) 孩子是否缺乏活力或醒着的时候很少活动					
(8) 孩子需要很长时间才能对互动做出反应吗					

对于 1~2 岁的患儿,以下内容可作为相应问题的指南:

(1) 保持凝视,更喜欢父母盯着说话者。

(2) 想要触及并操纵物体,尝试改变体位(如果没有限制,可能尝试起床)。

(3) 更依赖父母,与亲近的照顾者分开时感到不安;能够被熟悉的物品(如毯子或玩具动物)安慰。

(4) 使用单个单词或发音。

(5) 无持续平静状态。

(6) 不被通常的安抚行为舒缓,例如唱歌、拥抱、对话及阅读。

(7) 很少玩耍;如果有的话,努力坐起来、攀拉,尝试移动、爬行或走动。

(8) 不遵循简单的指令;如果是口头的,不能用文字或术语进行简单的对话。

ICANS:immune effector cell-associated neurotoxicity syndrome,免疫效应细胞相关神经毒性综合征;CAPD:Cornell assessment of pediatric delirium,康奈尔大学儿童谵妄积分法。

表 1－2－8 · 儿童 ICANS 分级（ASTCT 共识）

神经毒性[‡]	1级	2级	3级	4级
ICE 评分[†]（≥12 岁儿童）	7~9	3~6	0~2	0（无法唤醒患儿，不能进行 ICE 评分）
CAPD 评分（<12 岁儿童）	1~8	1~8	≥9	无法执行 CAPD
意识水平降低[✧]	自主觉醒	声音可唤醒	仅触觉刺激可唤醒	无法唤醒，或者需要强力或反复触觉刺激方可唤醒；昏睡或昏迷
癫痫（任何年龄）	N/A	N/A	临床迅速缓解的局灶性或全身性癫痫，抑或干预后缓解在 EEG 显示的非惊厥性癫痫	危及生命的长时间发作（>5分钟）；反复发作的临床或间歇期未回到基线的电生理性癫痫
运动无力[§]（任何年龄）	N/A	N/A	N/A	深局灶性运动无力，如偏瘫或截瘫
ICP 升高/脑水肿（任何年龄）	N/A	N/A	神经影像显示局灶/局部脑水肿[#]	神经影像显示弥漫性脑水肿；去大脑或去皮质体位；第Ⅵ颅神经麻痹；Cushing 三联征

[‡] ICANS 分级以非任何其他原因引起的最严重的事件来决定（ICE 评分、意识水平、癫痫发作、运动无力、颅内压升高/脑水肿）。例如：ICE 评分 3 分的患儿若有全身性癫痫，ICANS 分级为 3 级。
[†] ICE 评分为 0 的患儿，如果是清醒的，但完全失语，ICANS 分级为 3 级；同样 ICE 评分为 0 的患儿，若无法唤醒，则 ICANS 分级为 4 级。
[✧] 意识水平降低应排除其他原因所致（如未用镇静剂等）。
[§] 免疫效应细胞治疗相关的震颤和肌阵挛可根据 CTCAE v5.0 分级，不影响 ICANS 分级。
[#] 颅内出血无论有无相关水肿都考虑并非神经毒性表现，不适用于 ICANS 分级，可根据 CTCAE v5.0 分级。
ICANS：immune effector cell-associated neurotoxicity syndrome，免疫效应细胞相关神经毒性综合征；ASTCT：American Society for Transplantation and Cellular Therapy，美国移植和细胞治疗学会；ICE：immune effector cell-associated encephalopathy，免疫效应细胞相关性脑病；CAPD：Cornell assessment of pediatric delirium，康奈尔大学儿童谵妄积分法；N/A：表示未分析或不适用；ICP：intracranial pressure，颅内压。

　　CD19 CAR－T 细胞治疗引起的第 3 种特殊的常见不良反应是由于内源性表达 CD19 的正常 B 淋巴细胞被清除而导致的 B 细胞缺乏，即脱靶效应造成的 B 细胞再生障碍。该不良反应持续时间与体内 CAR－T 细胞存活相关，从数天到数年不等，其间可定期予以补充免疫球蛋白，以降低感染风险[27,40]。

七、CAR－T 细胞治疗后的疗效评估和随访

　　CAR－T 细胞治疗后需要根据国内外学术组织在相应时间内针对各类血液肿瘤制订、修改并正式发表的诊疗指南或共识进行疗效评估。本书对 CD19 CAR－T 细胞治疗复发/难治性急性淋巴细胞白血病患者的疗效分析和评价，均采用美国国家综合癌症网络（National Comprehensive

Cancer Network，NCCN）1.2015 版指南标准。其中,完全缓解（complete remission，CR）是指：① 外周血无原始细胞,无髓外白血病;② 骨髓三系造血恢复,原始细胞<5%;③ 中性粒细胞绝对计数（absolute neutrophil count，ANC)>$1.0×10^9$/L;④ 血小板计数>$100×10^9$/L;⑤ 4 周内无复发。完全缓解伴不完全血液学恢复（complete remission with incomplete hematologic recovery，CRi）是指血小板计数<$100×10^9$/L 和（或）ANC<$1.0×10^9$/L,其他满足 CR 的标准[35]。

淋巴瘤的疗效评估按照 2014 年第 11 届国际淋巴瘤会议制定的 Lugano 淋巴瘤疗效评价方法修订版标准执行[25]（表 1-2-9）。在 CAR-T 细胞回输后 1~3 个月内,每隔 3~4 周对患者进行体检、必要的实验室检查及系统的影像学检查,最后综合分析并评定患者疗效为以下 4 种级别之一：① 完全缓解（CR）;② 部分缓解（partial remission，PR）;③ 疾病稳定（stable disease，SD）;④ 疾病进展（progressive disease，PD）。

表 1-2-9 · **Lugano 淋巴瘤疗效评价方法（2014 年第 11 届国际淋巴瘤会议修订版）**

	病灶区域	PET-CT 评效	CT 评效
CR	淋巴结及结外受累部位	5PS 评分 1、2、3 分,伴或不伴有残余病灶（韦氏环、结外高代谢摄取器官,如脾脏或 G-CSF 刺激后的骨髓,代谢可能高于纵隔/肝血池,此时评判 CR 应与本底水平相比）	靶病灶（淋巴结）长径（LDi）≤1.5 cm 无结外病灶
	不可测病灶	不适用	消失
	器官增大	不适用	缩小至正常
	新发病灶	无	无
	骨髓	无骨髓 FDG 敏感的疾病证据	形态学正常,若不确定需行 IHC 示阴性
PR	淋巴结及结外受累部位	5PS 评分为 4~5 分,伴摄取较基线减低,残余病灶可为任意大小	最多 6 个靶病灶 PPD（LDi×SDi）总和（即 SPD）缩小≥50%
		中期评估,上述情况提示治疗有效	病灶小至无法测量: 5 mm×5 mm
		终末期评估,上述情况提示疾病尚有残留	病灶消失: 0 mm×0 mm
	不可测病灶	不适用	消失/正常,残余病灶/病灶未增大
	器官增大	不适用	脾脏长径缩小>原长径增大值的 50%;常默认脾脏正常大小为 13 cm,若原为 15 cm,则判断 PR 需长径<14 cm
	新发病灶	无	无
	骨髓	残余摄取高于正常骨髓组织但较基线减低;如果骨髓持续存在结节性局部异常改变,需 MRI、活检或中期评估来进一步诊断	不适用

续　表

	病灶区域	PET－CT 评效	CT 评效
SD	靶病灶（淋巴结/结节性肿块、结外病灶）	无代谢反应，即中期/终末期评效 5PS 评分为 4~5 分，代谢较基线相比无明显改变	最多 6 个靶病灶 SPD 增大<50%，无 PD 证据
	不可测病灶	不适用	未达 PD
	器官增大	不适用	未达 PD
	新发病灶	无	无
	骨髓	同基线	不适用
PD	靶病灶（淋巴结/结节性肿块、结外病灶）	5PS 评分为 4~5 分，伴摄取较基线增加和（或）中期或终末期评效时出现新发摄取增高	至少 1 个病灶进展即可诊断，淋巴结/结外病灶需同时符合下述要求：① LDi>1.5 cm；② PPD 增加≥50%（较最小状态）；③ LDi 或 SDi 较最小状态增加 0.5 cm（≤2 cm 病灶）或 1.0 cm（>2 cm 病灶）；④ 脾脏长径增长>原长径增大值的 50%，常默认脾脏正常大小为 13 cm，若原为 15 cm，则判断 PD 需长径>16 cm；若基线无脾大，长径需在基线基础上至少增加 2 cm；新出现或复发的脾大
	不可测病灶	无	新发病灶或原有非可测病灶明确进展
			原已缓解病灶再次增大
	新发病灶	出现淋巴瘤相关新发高代谢病灶（排除感染、炎症等），若未明确性质需行活检或中期评估	新发淋巴结任意径线>1.5 cm
			新发结外病灶任意径线>1.0 cm，若直径<1.0 cm 需明确该病灶是否与淋巴瘤相关
			明确与淋巴瘤相关的任意大小的病灶
	骨髓	新出现或复发的高代谢摄取	新发或复发的骨髓受累

注 1. 5PS 评分即 Deauville 的 PET 评效 5 分法：1 分，摄取≤本底；2 分，摄取≤纵隔血池；3 分，纵隔血池<病灶摄取≤肝血池；4 分，摄取>肝血池（轻度）；5 分，摄取>肝血池（显著，SUVmax>2 倍肝血池）或新发病灶；X 分，新发摄取异常，考虑与淋巴瘤无关。3 分：在多数患者中提示标准治疗下预后较好，特别对于中期评估患者；但在某些降阶梯治疗的临床试验中，评分为 3 被认为治疗效果不佳，需要避免治疗不足。

2. 可测量病灶：最多 6 个显著的淋巴结/淋巴结融合肿块、结外病灶，且 2 个径线均易被测量，即① 淋巴结（nodes），淋巴结需按照区域划分，如果有纵隔及腹膜后淋巴结肿大，则应该包括这些病灶，且可测淋巴结需长径>1.5 cm；② 非淋巴结病灶（non-nodal lesions），包括实体器官（如肝、脾、肾、肺等）、消化道、皮肤或触诊可及标注部分，且可测结外病灶需长径>1.0 cm。

3. 不可测量病灶：任何无法作为可测量或可评估的显著病灶均被认为是不可测量病灶，包括① 任何淋巴结/淋巴结融合肿块、结外病灶，即所有未能被选择为显著的或可测量的，抑或未达到可测量标准但依然认为是病灶的部分；② 考虑为疾病受累但难以量化测量的，如胸腔积液、腹水、骨转移、软脑膜受累、腹部肿块病灶等；③ 其他未确诊需要影像学随访病灶；④ 韦氏环及结外病灶（extranodal sites），如消化道、肝、骨髓（评判 CR 时 FDG 摄取可能高于纵隔池，但不应高于周围本底水平，如骨髓因化疗或应用 G－CSF 代谢活性普遍升高）。

CR：complete remission，完全缓解；PR：partial remission，部分缓解；SD：stable disease，疾病稳定；PD：progressive disease，疾病进展；FDG：fluorodeoxycose，氟代脱氧葡萄糖；IHC：immunohistochemistry，免疫组织化学；LDi：longest diameter，病灶最长径；SDi：short diameter，垂直于 LDi 的病灶最短径；PPD：product of the perpendicular diameters，单个病灶 LDi 与 SDi 的乘积；SPD：sum of the products of diameters，多个病灶的 PPD 之和。

CAR-T细胞治疗后,对患者进行观察随访的时间节点和检测指标主要按照研究方案或说明书推荐的内容实施。如果患者接受CAR-T细胞治疗后病情未能控制且持续进展,在确认患者治疗无效后(急性白血病不超过1个月,淋巴瘤或多发性骨髓瘤不超过3个月),可以建议患者进入其他临床试验性治疗或接受其他可能有效的替代或挽救性治疗。对于治疗后获得疾病缓解的患者,如果条件许可,尽可能推荐患者序贯造血干细胞移植(hematopoietic stem cell transplant, HSCT)进行巩固。

对于无条件实施HSCT的患者,在定期跟踪随访过程中需要注意以下情况:① 外周血、骨髓或脑脊液等标本中的CAR-T细胞未能持续测出,提示患者体内的CAR-T细胞可能已消失;② 部分CAR-T细胞根据其表达CAR的结构位点不同,会存在脱靶效应,导致外周血或组织中存在相应靶点的正常细胞连带受到损伤。例如,采用靶向CD19 CAR-T细胞治疗时,随着CAR-T细胞在体内有效扩增和肿瘤细胞被清除,患者外周血中CD19$^+$正常B细胞在一定时间内也会被抑制,从而显著低于正常水平甚至无法测出。如果定期检测脱靶受损的正常细胞,发现其在降低后反弹,呈恢复上升趋势,提示患者体内CAR-T细胞可能已耗竭或丢失。这两种情况均预示着患者体内的CAR-T细胞可能已不再继续发挥抗肿瘤作用,随时有复发的风险,但也有可能持续维持缓解状态,存在治愈的可能性[36-40]。因此,当评估缓解后的患者处在如前所述的状态下,需要与患者及其家属充分解释病情,帮助分析利弊平衡。如果确实无法进行HSCT巩固治疗,积极推荐患者在医生指导下联合免疫调节剂或其他适当的维持治疗以防止复发,并要求一直长期持续观察和随访,及时提醒患者接受必要的检查或治疗。

第三章

CAR－T细胞治疗存在的问题与挑战

从CAR－T细胞的构造和作用机制可见,通过基因工程技术,可以强行启动并重新激活T细胞对部分表达特异性抗原肿瘤细胞的免疫监视功能。但是,肿瘤免疫逃逸机制非常复杂多样,CAR－T细胞疗法仍然存在一些缺陷[1,19,20,41,42]。具体来说,CAR－T细胞疗法尚不能编辑肿瘤微环境或肿瘤抗原表达,并受前体"种子T细胞"的质量、功能及CAR的结构设计和制作工艺等因素的影响。不仅如此,随着CAR－T细胞治疗例数的增多和随访时间的延长,在临床还观察到CAR－T细胞疗法存在以下主要问题(图1－3－1)。

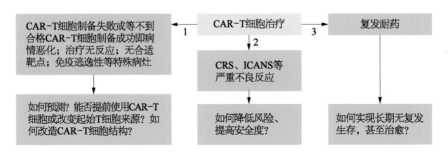

图1－3－1·自体CAR－T细胞治疗面临的问题和挑战

一、CAR－T细胞的制造困难

目前,在临床使用的试验性或商业化的CAR－T细胞都是来源于患者自体的T细胞。但由于患者前期大多接受过多个疗程和多种药物的强化疗,以及肿瘤本身对免疫系统的影响,有时很难从患者体内获取数量足够且质量合格的T细胞,从而导致CAR－T细胞制造失败。另外,体外制造自体CAR－T细胞因起源T细胞的个体化差异,会导致操作过程和质控指标很难统一、固定,并耗时长。而有些患者在等待CAR－T细胞制作期间,可能出现病情进展恶化,从而失去治疗机会[36-40]。

二、合适靶抗原的缺乏

CAR-T细胞的主要特点是通过抓捕肿瘤细胞表面靶抗原来杀伤肿瘤细胞,同时防止对正常组织细胞产生严重影响或伤害。当前,研究人员仅对B淋巴系统肿瘤成功筛选出了合适的靶抗原,如CD19和BCMA。对于T淋巴和髓细胞系统的血液肿瘤,尚未发现或筛选出理想的靶抗原分子,因此治疗这类肿瘤的CAR-T细胞还有待进一步的探索和研究[42-45]。

三、CAR-T细胞治疗的毒副作用

几乎所有接受CD19 CAR-T细胞治疗的患者都出现了不同程度的毒副作用,如CRS、ICANS、感染等。如果能及时发现CRS和ICANS的早期症状并进行有效干预,两者的临床进程都是可逆的,但严重的CRS和ICANS则可能致命。毒副作用是现在限制CAR-T细胞疗效的重要因素之一,它阻碍了通过增加CAR-T细胞剂量或提高活性效应来增强CAR-T细胞的抗肿瘤作用。高肿瘤负荷、老年人和接受高强度清除淋巴细胞预处理等因素被认为与CAR-T细胞治疗的严重毒副作用相关。随着治疗病例的增多和随访时间的延长,更多的毒副作用得以显现。例如,噬血细胞性淋巴组织细胞增生症或巨噬细胞活化综合征样的毒性反应、出凝血紊乱、B细胞再生障碍等免疫功能受损诱发的重症感染、致命性脑水肿等[46,47]。

四、CAR-T细胞治疗后的耐药复发

耐药或复发是CAR-T细胞疗法普遍面临的重大挑战。例如,在接受CD19 CAR-T细胞治疗的患者中,复发比例高达30%~50%,且大部分复发发生在治疗后12个月以内,而原发耐药的比例在20%左右[36-40,48,49]。BCMA CAR-T细胞的相关研究亦显示相似的耐药或复发问题[44]。

复发事件通常分为抗原阴性复发和抗原阳性复发两类。抗原阴性复发的主要原因是抗原丢失或变异。然而,并不是所有复发患者的肿瘤细胞都出现靶分子转阴或结构改变,这也说明除了抗原丢失导致的肿瘤细胞免疫逃逸,还有其他因素参与了CAR-T细胞的耐药性[38-41,48,49]。目前认为抗原阳性复发的主要原因是CAR-T细胞长期接触高水平抗原而导致的自身功能减退或停滞,即与"CAR-T细胞耗竭"密切相关。CAR-T细胞耐药或复发的具体相关机制还需要进一步探明,这也是今后研究的热点和焦点[48,56]。

五、CAR-T 细胞治疗的未来发展方向

尽管CAR-T细胞治疗血液系统恶性肿瘤取得了重大突破,但如前所述,现在还面临或逐渐显现出一系列问题。此外,制备CAR-T细胞的成本过高、价格昂贵也是大多数患者难以承受、不能受益的现实问题。CAR-T细胞治疗的大门刚刚打开,远远未能满足临床需求。为了解决上述存在的问题,并不断拓宽CAR-T细胞治疗的应用范围,未来将主要从以下几个方面去开发、完善或改革创新CAR-T细胞治疗技术：① 寻找并构建针对新型靶抗原的CAR-T细胞；② 采取多个靶点的CAR或CAR-T细胞联合应用；③ 改良CAR的结构和细胞培养制备技术,提升CAR-T细胞的特异性、杀伤性和持久性；④ 联合基因编辑技术,研制异体即用型CAR-T细胞；⑤ 开发其他类型的效应细胞,如 CAR-NK、CAR-γδT 细胞等；⑥ 联合其他药物或治疗方法,改善CAR-T细胞微环境,降低或避免体内免疫抑制性因素对CAR-T细胞的干扰和影响[50-58]。

随着基因编辑等生命科学技术的发展与其他新型靶点药物的不断出现,通过持续创新CAR 的构建、优化和改进其制造工艺,以及联合使用其他治疗方法等,相信 CAR-T 细胞会是未来最有前景的抗肿瘤靶向免疫治疗方法之一。CAR-T 细胞疗法也有望在其他类型实体瘤中突破靶点受限等问题,不断扩大适应证,让更多的患者受益[59]。

· 参考文献 ·

[1] Batlevi C L, Matsuki E, Brentjens R J, et al. Novel immunotherapies in lymphoid malignancies[J]. Nature Reviews Clinical Oncology, 2016, 13(1): 25-40.

[2] Food and Drug Administration. FDA approval brings first gene therapy to the United States[EB/OL]. (2017-8-30) https://www.fda.gov/NewsEvents/Newsroom/PressAnnouncements/ucm574058.htm.

[3] Bird R E, Hardman K D, Jacobson J W, et al. Single-chain antigen-binding proteins[J]. Science, 1988, 242: 423-426.

[4] Zola H, MacArdle P, Bradford T, et al. Preparation and characterization of a chimeric CD 19 monoclonal antibody[J]. Immunology and Cell Biology, 1991, 69(6): 411-422.

[5] Eshhar Z, Waks T, Gross G, et al. Specific activation and targeting of cytotoxic lymphocytes through chimeric single chains consisting of antibody-binding domains and the γ or ζ subunits of the immunoglobulin and T-cell receptors[J]. Proceedings of the National Academy of Sciences, 1993, 90(2): 720-724.

[6] Till B G, Jensen M C, Wang J, et al. Adoptive immunotherapy for indolent non-Hodgkin lymphoma and mantle cell lymphoma using genetically modified autologous CD20-specific T cells[J]. Blood, 2008, 112(6): 2261-2271.

[7] Jensen M C, Popplewell L, Cooper L J, et al. Antitransgene rejection responses contribute to attenuated persistence of adoptively transferred CD20/CD19-specific chimeric antigen receptor redirected T cells in humans[J]. Biology of Blood and Marrow Transplantation, 2010, 16(9): 1245-1256.

[8] Huang X, Guo H, Kang J, et al. Sleeping Beauty transposon-mediated engineering of human primary T cells for therapy of CD19+ lymphoid malignancies[J]. Molecular Therapy, 2008, 16(3): 580-589.

[9] Kochenderfer J N, Feldman S A, Zhao Y, et al. Construction and pre-clinical evaluation of an anti-CD19 chimeric antigen receptor[J]. Journal of Immunotherapy, 2009, 32(7): 689-702.

［10］ Hollyman D, Stefanski J, Przybylowski M, et al. Manufacturing validation of biologically functional T cells targeted to CD19 antigen for autologous adoptive cell therapy［J］. Journal of Immunotherapy, 2009, 32(2): 169-180.

［11］ Brentjens R J, Riviere I, Park J H, et al. Safety and persistence of adoptively transferred autologous CD19-targeted T cells in patients with relapsed or chemotherapy refractory B-cell leukemias［J］. Blood, 2011, 118(18): 4817-4828.

［12］ Brentjens R J, Davila M L, Riviere I, et al. CD19-targeted T cells rapidly induce molecular remissions in adults with chemotherapy-refractory acute lymphoblastic leukemia［J］. Science Translational Medicine, 2013, 5(177): 177ra38.

［13］ Davila M L, Riviere I, Wang X, et al. Efficacy and toxicity management of 19-28z CAR T cell therapy in B cell acute lymphoblastic leukemia［J］. Science Translational Medicine, 2014, 6(224): 224ra25.

［14］ Maude S L, Frey N, Shaw P A, et al. Chimeric antigen receptor T cells for sustained remissions in leukemia［J］. New England Journal of Medicine, 2014, 371(16): 1507-1517.

［15］ Lee D W, Kochenderfer J N, Stetler-Stevenson M, et al. T cells expressing CD19 chimeric antigen receptors for acute lymphoblastic leukaemia in children and young adults: a phase 1 dose-escalation trial［J］. The Lancet, 2015, 385 (9967): 517-528.

［16］ Turtle C J, Hanafi L-A, Berger C, et al. CD19 CAR-T cells of defined CD4$^+$: CD8$^+$ composition in adult B cell ALL patients［J］. The Journal of Clinical Investigation, 2016, 126(6): 2123-2138.

［17］ Gardner R A, Finney O, Annesley C, et al. Intent-to-treat leukemia remission by CD19 CAR T cells of defined formulation and dose in children and young adults［J］. Blood, 2017, 129(25): 3322-3331.

［18］ Pan J, Yang J, Deng B, et al. High efficacy and safety of low-dose CD19-directed CAR-T cell therapy in 51 refractory or relapsed B acute lymphoblastic leukemia patients［J］. Leukemia, 2017, 31(12): 2587-2593.

［19］ Tomuleasa C, Fuji S, Berce C, et al. Chimeric antigen receptor T-cells for the treatment of B-cell acute lymphoblastic leukemia［J］. Frontiers in Immunology, 2018, 9: 239.

［20］ Larson R C, Maus M V. Recent advances and discoveries in the mechanisms and functions of CAR T cells［J］. Nature Reviews Cancer, 2021, 21(3): 145-161.

［21］ Dunn G P, Bruce A T, Ikeda H, et al. Cancer immunoediting: from immunosurveillance to tumor escape［J］. Nature Immunology, 2002, 3(11): 991-998.

［22］ Vinay D S, Ryan E P, Pawelec G, et al. Immune evasion in cancer: mechanistic basis and therapeutic strategies［J］. Seminars in Cancer Biology, 2015, (35) Suppl: S185-S198.

［23］ Hayden P J, Roddie C, Bader P, et al. Management of adults and children receiving CAR T-cell therapy: 2021 best practice recommendations of the European Society for Blood and Marrow Transplantation (EBMT) and the Joint Accreditation Committee of ISCT and EBMT (JACIE) and the European Haematology Association (EHA)［J］. Annals of Oncology, 2022, 33(3): 259-275.

［24］ Fielding A K, Richards S M, Chopra R, et al. Outcome of 609 adults after relapse of acute lymphoblastic leukemia (ALL): an MRC UKALL12/ECOG 2993 study［J］. Blood, 2007, 109(3): 944-950.

［25］ Cheson B D, Fisher R I, Barrington S F, et al. Recommendations for initial evaluation, staging, and response assessment of Hodgkin and non-Hodgkin lymphoma: the Lugano classification［J］. Journal of Clinical Oncology, 2014, 32(27): 3059-3067.

［26］ Simcock R, Wright J. Beyond performance status［J］. Clinical Oncology, 2020, 32(9): 553-561.

［27］ Neelapu S S, Tummala S, Kebriaei P, et al. Chimeric antigen receptor T-cell therapy — assessment and management of toxicities［J］. Nature Reviews Clinical Oncology, 2018, 15(1): 47-62.

［28］ Gauthier J, Turtle C J. Insights into cytokine release syndrome and neurotoxicity after CD19-specific CAR-T cell therapy［J］. Current Research in Translational Medicine, 2018, 66(2): 50-52.

［29］ Lee D W, Santomasso B D, Locke F L, et al. ASTCT consensus grading for cytokine release syndrome and neurologic toxicity associated with immune effector cells［J］. Biology of Blood and Marrow Transplantation, 2019, 25(4): 625-638.

［30］ Curran K J, Margossian S P, Kernan N A, et al. Toxicity and response after CD19-specific CAR T-cell therapy in pediatric/young adult relapsed/refractory B-ALL［J］. Blood, 2019, 134(26): 2361-2368.

［31］ Reuters. Juno ends development of high-profile leukemia drug after deaths［N］. 2017. http://www.reuters.com/article/us-juno-leukemia-idUSKBN1685QQ.

［32］ Abbasi J. Amid FDA approval filings, another CAR-T therapy patient death［J］. JAMA, 2017, 317(22)：2271. National Cancer Institute.

［33］ Common Terminology Criteria for Adverse Events 4.03［S］. 2010. https://evs.nci.nih.gov/ftp1/CTCAE/About.html.

［34］ Lee D W, Gardner R, Porter D L, et al. Current concepts in the diagnosis and management of cytokine release syndrome［published correction appears in Blood. 126(8)：1048］. Blood, 2014, 124(2)：188-195.

［35］ National Comprehensive Cancer Network. NCCN Clinical Practice Guidelines in Oncology：Acute Lymphoblastic Leukemia (Version 1.2015)［J/OL］. https://www.nccn.org/professionals/physician_gls/pdf/all.pdf.

［36］ Park J H, Rivière I, Gonen M, et al. Long-term follow-up of CD19 CAR therapy in acute lymphoblastic leukemia［J］. New England Journal of Medicine, 2018, 378(5)：449-459.

［37］ Maude S L, Laetsch T W, Buechner J, et al. Tisagenlecleucel in children and young adults with B-cell lymphoblastic leukemia［J］. New England Journal of Medicine, 2018, 378(5)：439-448.

［38］ Chong E A, Ruella M, Schuster S J. Five-year outcomes for refractory B-cell lymphomas with CAR T-cell therapy［J］. New England Journal of Medicine, 2021, 384(7)：673-674.

［39］ Hay K A, Gauthier J, Hirayama A V, et al. Factors associated with durable EFS in adult B-cell ALL patients achieving MRD-negative CR after CD19 CAR T-cell therapy［J］. Blood, 2019, 133(15)：1652-1663.

［40］ An F, Wang H, Liu Z, et al. Influence of patient characteristics on chimeric antigen receptor T cell therapy in B-cell acute lymphoblastic leukemia［J］. Nature Communications, 2020, 11(1)：5928.

［41］ Shah N N, Fry T J. Mechanisms of resistance to CAR T cell therapy［J］. Nature Reviews Clinical Oncology, 2019, 16 (6)：372-385.

［42］ Sterner R C, Sterner R M. CAR-T cell therapy：current limitations and potential strategies［J］. Blood Cancer Journal, 2021, 11(4)：69.

［43］ Yang J, Zhou W, Li D, et al. B cell maturation antigen-specific CAR T cells are clinically active in multiple myeloma ［J］. The Journal of Clinical Investigation, 2019, 129(6)：2210-2221.

［44］ Yang J, Zhou W, Li D, et al. BCMA-targeting chimeric antigen receptor T-cell therapy for multiple myeloma［J］. Cancer Letters, 2023, 553：215949.

［45］ Sauer T, Rooney C M. Current challenges for CAR T-cell therapy of acute myeloid leukemia［J］. Transfusion, 2019, 59(4)：1171-1173.

［46］ Luo W, Li C, Zhang Y, et al. Adverse effects in hematologic malignancies treated with chimeric antigen receptor (CAR) T cell therapy：a systematic review and Meta-analysis［J］. BMC Cancer, 2022, 22(1)：1-20.

［47］ Wang D, Mao X, Que Y, et al. Viral infection/reactivation during long-term follow-up in multiple myeloma patients with anti-BCMA CAR therapy［J］. Blood Cancer Journal, 2021, 11(10)：168.

［48］ Wudhikarn K, Flynn J R, Rivière I, et al. Interventions and outcomes of adult patients with B-ALL progressing after CD19 chimeric antigen receptor T-cell therapy［J］. Blood, 2021, 138(7)：531-543.

［49］ Pan Y, Wang H, An F, et al. CD4$^+$ CD25$^+$ CD127^{low} regulatory T cells associated with the effect of CD19 CAR-T therapy for relapsed/refractory B-cell acute lymphoblastic leukemia［J］. International Immunopharmacology, 2022, 102：108194.

［50］ Cao J, Wang G, Cheng H, et al. Potent anti-leukemia activities of humanized CD19-targeted Chimeric antigen receptor T (CAR-T) cells in patients with relapsed/refractory acute lymphoblastic leukemia［J］. American Journal of Hematology, 2018, 93(7)：851-858.

［51］ Hu L, Wu F, Wang H, et al. Case report：combined intravenous infusion and local injection of CAR-T cells induced remission in a relapsed diffuse large B-cell lymphoma patient［J］. Frontiers in Immunology, 2021, 12：665230.

［52］ Hu L, Charwudzi A, Li Q, et al. Anti-CD19 CAR-T cell therapy bridge to HSCT decreases the relapse rate and improves the long-term survival of R/R B-ALL patients：a systematic review and meta-analysis［J］. Annals of Hematology, 2021, 100：1003-1012.

［53］ Brudno J N, Somerville R P, Shi V, et al. Allogeneic T cells that express an anti-CD19 chimeric antigen receptor induce remissions of B-cell malignancies that progress after allogeneic hematopoietic stem-cell transplantation without causing graft-versus-host disease［J］. Journal of Clinical Oncology, 2016, 34(10)：1112.

［54］ Li T, Zhang Y, Peng D, et al. A good response of refractory mantel cell lymphoma to haploidentical CAR T cell therapy after failure of autologous CAR T cell therapy[J]. Journal for Immunotherapy of Cancer, 2019, 7(1): 1 − 7.

[55] Shum T, Kruse R L, Rooney C M. Strategies for enhancing adoptive T-cell immunotherapy against solid tumors using engineered cytokine signaling and other modalities [J]. Expert Opinion on Biological Therapy, 2018, 18(6): 653 − 664.

[56] Weber E W, Parker K R, Sotillo E, et al. Transient rest restores functionality in exhausted CAR-T cells through epigenetic remodeling[J]. Science, 2021, 372(6537): eaba1786.

[57] Mei H, Li C, Jiang H, et al. A bispecific CAR-T cell therapy targeting BCMA and CD38 in relapsed or refractory multiple myeloma[J]. Journal of Hematology and Oncology, 2021, 14(1): 1 − 17.

[58] Manier S, Ingegnere T, Escure G, et al. Current state and next-generation CAR-T cells in multiple myeloma[J]. Blood Reviews, 2022, 54: 100929.

[59] Pan K, Farrukh H, Chittepu VCSR, et al. CAR race to cancer immunotherapy: from CAR T, CAR NK to CAR macrophage therapy[J]. Journal of Experimental and Clinical Cancer Research, 2022, 41(1): 1 − 21.

（翟志敏）

第二部分

CAR－T 细胞
治疗白血病的病例分析

病例 ① CD19 CAR-T细胞治疗 1 例难治性 B-ALL 获长期持续缓解

患者一般情况

患者,男,初诊时 29 岁,身高 174 cm,体重 122 kg,农民,安徽籍。

CAR-T 细胞治疗前诊疗经过

▦ 诊断

1. 主要症状和体征

患者于 2016 年 5 月因"发热伴乏力"就诊外院,当时查体:神清,均匀肥胖体型,重度贫血貌,浅表淋巴结未触及肿大,胸骨无压痛,两肺呼吸音粗,未闻及干、湿性啰音,心律齐,未闻及杂音,腹平软,全腹无压痛及反跳痛,肝脾肋下未及,神经系统查体无阳性体征。

2. 普通实验室检查

血常规:白细胞(white blood cell, WBC)计数为 $27.6×10^9/L$,血红蛋白(hemoglobin, Hb)为 39 g/L,血小板(platelet,PLT)计数为 $26×10^9/L$。

3. 特殊检查

骨髓细胞形态学:骨髓增生活跃,可见大量原始幼稚淋巴细胞(lymphocyte, Ly),占骨髓有核细胞的 88.8%,提示为急性淋巴细胞白血病(ALL)。骨髓细胞免疫分型提示急性 B 淋巴细胞白血病(B-ALL)。骨髓细胞染色体核型分析:48,XY,+8,+9[6]。急性白血病相关融合基因均为阴性。骨髓病理活检:急性 B 淋巴细胞白血病。免疫组化显示:CD2(-),CD3(-),CD5(-),CD10(+),CD20(+),CD79a(+),CD34(+),CD43(+),CD45(LCA)(-),PAX-5(+),CDla(-),CD117(-),CyclinD1(-),MPO(-),TdT(+),Ki-67(-),髓腔内可见大量异常淋巴细胞,体积较小且细胞核不规则,核分裂象易见。

4. 诊断

根据患者在外院的诊疗资料,初诊时诊断为普通型急性 B 淋巴细胞白血病(Common B－ALL,标危)。

治疗

患者明确诊断后立即(2016 年 5 月 16 日起)在外院接受 VDCLP(长春新碱+柔红霉素+环磷酰胺+左旋门冬酰胺酶+泼尼松)方案诱导治疗,未获得完全缓解(CR),后于同年 7 月行大剂量甲氨蝶呤再次诱导化疗后仍未缓解,提示该患者为"难治性 B－ALL"。2016 年 8 月、10 月,又相继予以大剂量阿糖胞苷(high-dose-cytarabine, HD－Ara－C)及 VDLP(长春新碱+柔红霉素+左旋门冬酰胺酶+泼尼松)方案化疗 2 个疗程,仍未获得 CR。2016 年 11 月,复查血常规显示 WBC 计数为 3.46×10^9/L,Ly 占白细胞总计数的 54.1%,Hb 为 110 g/L,PLT 计数为 77×10^9/L;骨髓细胞形态学显示骨髓增生活跃,原始幼稚淋巴细胞占全部有核细胞的 54%;骨髓细胞免疫分型提示可测出 59.4%的异常细胞,免疫表型为 $CD10^+CD19^+CD20^-CD45^-CD34^+$;白血病相关 30 种融合基因筛查均阴性。各项检查提示原发病仍未缓解,患者为求进一步诊治,于 2016 年 12 月转入安徽医科大学第二附属医院血液科拟行 CD19 CAR－T 细胞治疗。

CAR－T 细胞治疗

选择 CAR－T 细胞治疗的依据

该患者被诊断为 B－ALL,经多次标准诱导化疗和大剂量化疗无效,符合"难治性 B－ALL"诊断标准。后续即使强制行挽救性异基因造血干细胞移植,估计仍很难控制病情,若有幸获得缓解,也极易复发,预后极差。参考国内外相关指南,该患者可进入临床试验以接受 CD19 CAR－T 细胞治疗。

在与患者充分解释沟通病情、签署知情同意书后,开始对患者进行以下筛查和评估。① 原发病评估:骨髓细胞学显示骨髓增生活跃,原始幼稚淋巴细胞占 72%;骨髓免疫分型显示异常 B 淋巴细胞占全部有核细胞的 70%,免疫表型为 $CD34^+CD19^+CD10^+CyCD79a^+CD20^+CD38^+CD71^+CD45^{dim}$,部分表达 CD22。② 治疗靶点:多次流式细胞术检测确认白血病细胞表面 $CD19^+$。③ 体能状态:ECOG 评分为 2 分。④ 血细胞和 T 淋巴细胞水平:血常规显示 WBC 计数为 3.46×10^9/L,Hb 为 110 g/L,PLT 计数为 77×10^9/L;$CD3^+$ T 淋巴细胞计数为 1.7×10^9/L,在正常值范围。⑤ 脏器功能:心、肝、肾等脏器功能基本正常。⑥ 感染:患者无活动性感染及其他特殊感染。

抽取患者外周血或分离单个核细胞

患者一般情况尚可,T 淋巴细胞计数在正常值范围,符合本研究项目体外制备自体

CAR-T 细胞需要的患者体内 T 淋巴细胞计数要求。按照研究方案将所需要的 T 淋巴细胞数量换算为全血体积后，于 2016 年 12 月 17 日采集外周静脉血 100 ml 送至实验室，在体外制备 CAR-T 细胞。

■ 体外制备 CAR-T 细胞质量的预评价

采血后第 7 天，实验室回报 CAR-T 细胞生长状态良好，靶基因转染率已达标（≥20%），可以按期回输治疗。

■ CAR-T 细胞回输前预处理方案的制订和实施

采血前对患者白血病病情评估提示肿瘤负荷高，骨髓增生活跃，且 T 淋巴细胞计数正常。为防止肿瘤溶解综合征和重度细胞因子释放综合征（CRS）等不良反应的发生，以及尽可能为 CAR-T 细胞回输到患者体内后能够有效扩增营造有利环境，在采血后先予以 VP（长春新碱+泼尼松）方案预化疗 1 周，随后桥接 FC（氟达拉滨+环磷酰胺）方案预处理清除淋巴细胞，过程顺利。采血后第 14 天，根据患者体重和 CD19 CAR 的转染率进行计算后，回输 CD19 CAR-T 细胞 $4.14 \times 10^6/kg$。

■ CAR-T 细胞治疗后的不良反应和疗效评价

回输后+1 天，患者出现发热，最高体温 40℃，无胸闷、呼吸困难，监测血压、氧饱和度均正常，炎症因子未见升高，肝肾功能、凝血指标均无异常，予以布洛芬口服退热。

回输后+4 天，患者仍持续高热，热峰高达 41℃，伴胸闷、气促，监测血压最低降至 78/38 mmHg，血氧饱和度为 85%，细胞因子 IL-6 持续升高，最高升至 3 655 pg/ml（正常值为<53 pg/ml）。同时，患者出现血小板降低、低纤维蛋白原血症，且氨基转移酶、肌酐、乳酸脱氢酶（lactate dehydrogenase，LDH）明显升高（图 2-1-1），需要给予高流量吸氧和多巴胺单药升压等支持治疗。综合判断患者发生了 3 级 CRS，且合并继发性弥散性血管内凝血，无行为、意识障碍等 ICANS 样神经系统异常表现。立即加用托珠单抗（IL-6 受体拮抗剂），并在加强补液、成分输血等支持处理后，症状改善仍不明显。+5 天起，予以大剂量糖皮质激素（甲泼尼龙 500 mg）冲击治疗 3 天后逐渐减停，其间患者体温高峰逐渐下降，症状改善，而后逐渐减停升压药和吸氧。

回输后+14 天，患者体温恢复正常 3 天以上，生命体征平稳，复查肝肾功能、凝血指标基本恢复正常，但造血功能仍未完全恢复，患者要求出院在家中调养康复。随后，定期监测患者血常规等。

+30 天时，患者回科室行全面检查提示：血细胞恢复正常，完善外周血和骨髓的细胞学及免疫分型检查，外周血和骨髓中未见原始幼稚淋巴细胞，且微小残留病灶（minimal residual disease，MRD）阴性，中枢、睾丸等组织器官无异常，疗效评估确认获得 CR（MRD 阴性）（图 2-1-2）。

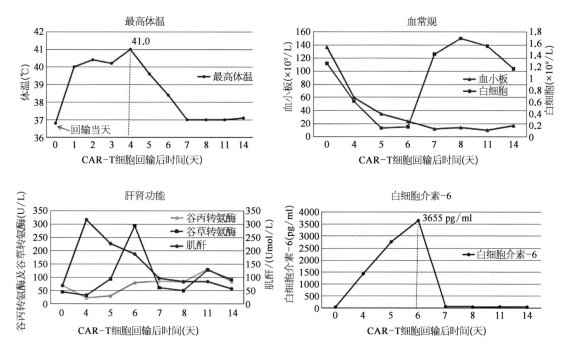

图 2 - 1 - 1 · CAR - T 细胞回输后 14 天内患者最高体温、血常规、肝肾功能及白细胞介素 - 6 的变化曲线

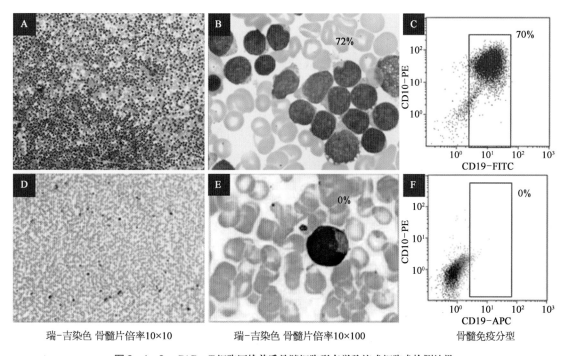

瑞-吉染色 骨髓片倍率10×10　　　瑞-吉染色 骨髓片倍率10×100　　　骨髓免疫分型

图 2 - 1 - 2 · CAR - T 细胞回输前后骨髓细胞形态学及流式细胞术检测结果

A～C：CAR - T 细胞治疗前骨髓细胞形态学及免疫分型检测结果显示骨髓中可见大量原始幼稚淋巴细胞；D～F：CAR - T 细胞治疗后复查骨髓细胞涂片及免疫分型提示骨髓中原始幼稚淋巴细胞消失；方框内红色代表白血病细胞（CD19⁺ CD10⁺），框外蓝色代表正常淋巴细胞，灰色代表粒细胞等背景细胞。

跟踪随访

患者获得 CR 后，因多种因素未能实施异基因造血干细胞移植术以巩固治疗，但按照研究方案的要求定期随访。截至本书完成病例分析，随访已达 6 年 7 个月，患者白血病处于持续 MRD 阴性缓解状态。

随访期间，监测患者体内 CAR－T 细胞变化，结果显示在回输后 6 小时即可从外周血中测出明显的 CAR－T 细胞，但扩增高峰出现在回输后 +37 天，此后仍可测出一定水平的循环 CAR－T 细胞。直至回输后的 +423 天（+14.1 个月），骨髓和外周血中均未再检出 CAR－T 细胞，提示患者体内 CAR－T 细胞可能已消失。

由于 CD19 抗原在正常 B 细胞分化发育的各个阶段均有表达，CAR－T 细胞靶向杀伤 B－ALL 细胞的同时，还会清除表达 CD19 的正常 B 细胞，导致 B 细胞免疫功能缺陷，表现为 B 细胞数量缺失或减少（又称获得性 B 淋巴细胞再生障碍），以及免疫球蛋白（immunoglobulin，Ig）水平降低。因此，CD19 CAR－T 细胞治疗后的随访期间，对该患者的 B 淋巴细胞计数和免疫球蛋白进行了定期监测。由于免疫球蛋白中以 IgG 亚型为主，故以 IgG 作为监测免疫球蛋白水平的主要指标。检测结果提示，患者出现了长时间的 B 淋巴细胞缺乏和低丙种球蛋白血症，并且直到 +19 个月（CAR－T 细胞检测阴性后 5 个月）B 淋巴细胞和 IgG 才逐渐恢复。监测期间为避免感染，间断输注丙种球蛋白替代治疗。

回顾性分析 CAR－T 细胞、外周血中 B 淋巴细胞、免疫球蛋白三者之间的关系，可见 B 淋巴细胞和 IgG 随着 CAR－T 细胞的扩增而降低，并在达到低谷并维持近 1 年半时间后，又随着体内 CAR－T 细胞的减少和消失而逐渐恢复到正常水平（图 2－1－3）。

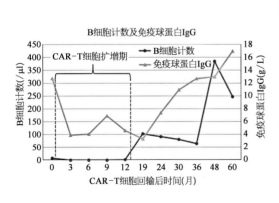

时　　间	CAR 基因拷贝数 （copies/μg genomic DNA）	标本
2016 年 12 月 30 日（回输后 +6 小时）	1.9×10^5	外周血
2016 年 12 月 31 日（回输后 +24 小时）	2.6×10^4	外周血
2016 年 12 月 31 日（回输后 +30 小时，高热时）	7.8×10^5	外周血
2017 年 1 月 1 日（回输后 +48 小时）	3.0×10^5	外周血
2017 年 2 月 6 日（回输后 +37 天）	3.2×10^6	外周血
2017 年 4 月 19 日（回输后 +107 天）	4.2×10^4	外周血
2017 年 7 月 4 日（回输后 +186 天）	1.9×10^4	外周血
2017 年 11 月 7 日（回输后 +312 天）	6.4×10^4	外周血
2018 年 2 月 27 日（回输后 +423 天）	阴性	外周血

图 2－1－3 · CAR－T 细胞回输后患者体内 B 细胞、免疫球蛋白 IgG 及 CAR－T 细胞的存留变化

讨论 和 总结

该患者是一位青年男性,确诊为 B - ALL 6 个月之内,接受过 2 次标准方案的诱导化疗和 2 次大剂量化疗,原发病均未获得缓解。多次复查骨髓,仍然存在大量的原始幼稚淋巴细胞,系典型的原发难治性 B - ALL。在 CAR - T 细胞治疗出现之前,原发难治性 B - ALL 患者的预后极差,即使强制实施挽救性异基因造血干细胞移植(allogeneic hematopoietic stem cell transplantation, allo - HSCT),2 年的生存率也仅有 36%[1]。

该患者在病情进行性加重且几乎无药可用的境况下,了解到 CAR - T 细胞治疗的信息,并积极要求转入到安徽医科大学第二附属医院血液科,顺利接受了 CD19 CAR - T 细胞治疗。虽然回输 CAR - T 细胞后发生了 3 级 CRS 等严重不良反应,但经过积极对症处理和治疗,最终转危为安,获得了首次缓解。并且,长期跟踪随访也显示,虽然该患者后续未能实施 allo - HSCT 巩固治疗,但截至 2023 年 7 月,持续缓解已达 6 年 7 个月,提示单一 CD19 CAR - T 细胞治疗也有治愈 B - ALL 的可能。

分析总结该患者取得良好疗效的原因,可能与以下因素有关:① 患者无高危细胞遗传学异常,无髓外侵犯;② 采血时,患者外周血 T 淋巴细胞计数在正常值范围,前期化疗对患者免疫功能影响较小;③ CAR - T 细胞回输后,CAR - T 细胞在体内扩增良好,且在体内存留时间长达 1 年以上,能够持续监视和清除体内可能存在的残留白血病细胞,保障患者处于长期无复发缓解状态。

总之,该例难治性 B - ALL 患者虽然在输注 CAR - T 细胞后,出现了 3 级 CRS、弥散性血管内凝血等严重不良反应,后期还继发了长达 1 年以上的 B 淋巴细胞再生障碍和低丙种球蛋白血症,但在经过积极对症处理后,这些毒副反应均得到良好控制。特别令人惊喜的是,CAR - T 细胞治疗后,患者终于获得首次 CR,且在未接受 allo - HSCT 巩固治疗的情况下实现了 6 年以上的无复发生存。ELIANA 试验最新报道的随访数据显示,接受 CAR - T 治疗的 r/r B - ALL 患者 3 年无事件生存率为 44%,总生存率可达 63%[2]。而本例患者取得的良好疗效也进一步支持了 CD19 CAR - T 细胞单药具有治愈白血病的潜能。

· 参考文献 ·

[1] Pavlu J, Labopin M, Zoellner A K, et al. Allogeneic hematopoietic cell transplantation for primary refractory acute lymphoblastic leukemia: a report from the Acute Leukemia Working Party of the EBMT[J]. Cancer, 2017, 123(11): 1965 - 1970.

[2] Laetsch T W, Maude S L, Rives S, et al. Three-year update of tisagenlecleucel in pediatric and young adult patients with relapsed/refractory acute lymphoblastic leukemia in the ELIANA trial[J]. Journal of Clinical Oncology, 2023, 41 (9): 1664 - 1669.

（吴凡）

病例 ② CD19 CAR-T细胞治疗 1例老年复发 B-ALL 获长期持续缓解

患者一般情况

患者,女,初诊时 72 岁,身高 150 cm,体重 52 kg,农民,汉族,安徽籍。

CAR-T 细胞治疗前诊疗经过

▣ 诊断

1. 主要症状和体征

患者因"发热、乏力 1 周"于 2013 年 2 月就诊安徽医科大学第二附属医院血液科,当时体温最高 38℃,伴咳嗽、咳痰;查体:贫血貌,皮肤无瘀点、瘀斑,浅表淋巴结未触及肿大,胸骨无压痛,两肺呼吸音粗,未闻及干湿性啰音,心律齐,未闻及杂音,腹平软,肝脾肋下未及,无压痛及反跳痛。

2. 普通实验室检查

初诊时查血常规:WBC 计数为 $1.95×10^9$/L,Hb 为 75 g/L,PLT 计数为 $223×10^9$/L。

3. 特殊检查

骨髓细胞学:骨髓增生活跃,原始幼稚淋巴细胞占骨髓有核细胞的 62.5%,提示为 ALL(图 2-2-1A、B)。骨髓细胞免疫分型:可测出 79% 的异常细胞,免疫表型为 CD34$^+$CD19$^+$CD10$^+$CyCD79a$^+$ CD22$^+$ CD20$^+$ CD45^{dim},其中 20.1% 的细胞胞质内过氧化物酶呈弱阳性(图 2-2-1)。骨髓细胞染色体核型分析:正常核型,46,XX。常规查骨髓细胞急性白血病相关的 29 种融合基因均为阴性。

4. 诊断

急性 B 淋巴细胞白血病(B-ALL,伴髓系表达,标危);呼吸系统感染。

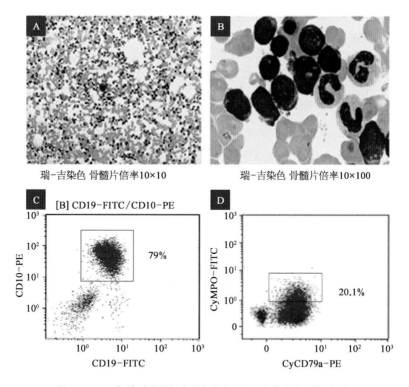

图 2-2-1·初诊时骨髓细胞形态学及骨髓细胞免疫分型检测结果

A~B：骨髓涂片细胞形态学检测结果显示骨髓中可见大量原始幼稚淋巴细胞；C：骨髓细胞免疫分型检测结果显示白血病细胞（CD10⁺CD19⁺）占全部有核细胞的 79%（方框内红色所示）；D：骨髓细胞免疫分型检测结果还显示白血病细胞除细胞质内表达 B 淋巴细胞抗原 CD79α（cytoplasmic CD79α，CyCD79α⁺；方框内红色所示）之外，其中 20.1% 的细胞还同时表达髓系过氧化物酶（cytoplasmic myeloperoxidase，CyMPO⁺；长方框内红色所示），提示该患者系 B-ALL 伴部分细胞 CyMPO⁺；蓝色代表其他正常淋巴细胞。

▓ 治疗

1. 初诊后治疗

患者于 2013 年 2 月 27 日开始行 VP（长春地辛+地塞米松）方案预化疗，并于同年 3 月 5 日起加用 CAG（阿柔比星+阿糖胞苷+粒细胞集落刺激因子）方案以兼顾髓系表达的白血病细胞。患者化疗过程中出现严重的骨髓抑制合并血流感染、肺部感染及出血，予以抗感染、刺激造血、输注红细胞及血小板等治疗。化疗结束后，复查骨髓穿刺提示获得 CR。

考虑患者年龄较大，且诱导缓解治疗期间出现重度骨髓抑制、感染及出血等严重不良反应，故缓解后仅予以 VCP（长春地辛+环磷酰胺+地塞米松）方案巩固治疗。但治疗期间患者再次出现血流感染、泌尿系感染等，因而只完成了 2 个疗程的化疗。1 年后（2014 年 3 月），患者出现右下肢疼痛，行全身骨扫描及核磁共振影像学检查，提示右侧股骨白血病浸润可能，遂行局部放疗。放疗剂量为 2 戈瑞（Gray）/次，每天 1 次，共 25 天，放疗后患者疼痛好转。此后，自 2014 年 4 月至 2015 年 12 月，行 4 次巩固治疗，化疗方案主要为 VP+环磷酰胺、VP+依托泊苷、

VP+门冬酰胺酶等。化疗期间查骨髓细胞学及骨髓流式 MRD 均正常,并在化疗间歇期间断口服小剂量 6-巯基嘌呤维持治疗。

2. 复发后治疗

2016 年 5 月,患者定期住院复查。血常规提示 WBC 计数为 $3.24×10^9$/L,Hb 及 PLT 正常;骨髓细胞形态学显示原始细胞占比为 1.5%,骨髓 MRD 检测可测出一群异常细胞,免疫表型与初诊时一致,且 $CD19^+CD10^+CD45^{dim}$ 细胞占 5.04%,CyMPO 不表达(图 2－2－2A);外周血流式 MRD 阴性。综合分析检查结果,判断患者系骨髓流式 MRD 阳性复发。

CAR－T 细胞治疗

▦ 选择 CAR－T 细胞治疗的依据

患者系第 2 次复发的 B－ALL,当时年龄已满 75 岁,既往每次化疗后几乎都发生严重的骨髓抑制、感染及出血等,且 2 年前已发生过一次局部髓外病变,因此继续实施传统化疗不仅疗效差,而且患者耐受性也不佳。依据国内外相关指南,该患者可进入临床试验接受 CAR－T 细胞治疗。

在获得知情同意后,对患者进行了以下筛查和评估。① 原发病评估:骨髓流式可测出一群异常细胞,免疫表型为 $CD19^+CD10^+CD45^{dim}$。② 治疗靶点:初诊和复发时流式均检出骨髓白血病细胞 CD19 抗原呈强阳性(图 2－2－2A)。③ 体能状态:患者 75 岁,但体能状态良好,既往无其他严重基础病病史,ECOG 评分为 1 分。④ 血细胞和 T 淋巴细胞水平:血常规显示 WBC 计数为 $3.24×10^9$/L,Ly 计数为 $0.83×10^9$/L,Hb 为 120 g/L,PLT 计数为 $119×10^9$/L,$CD3^+$ T 淋巴细胞占总淋巴细胞的比例为 93.7%,$CD3^+$ T 淋巴细胞计数为 $0.78×10^9$/L。⑤ 心、肝、肾等脏器功能基本正常。⑥ 临床表现和筛检未发现任何活动性感染或其他特殊感染。综合筛查结果,患者符合 CD19 CAR－T 细胞临床试验性治疗的基本条件。

▦ 抽取患者外周血制备 CAR－T 细胞

患者的血常规显示 WBC 计数为 $3.24×10^9$/L,Ly 计数为 $0.83×10^9$/L,而免疫细胞亚群检测分析显示外周血 $CD3^+$ T 淋巴细胞计数为 $0.78×10^9$/L,符合本研究项目体外制备自体 CAR－T 细胞需要的患者体内 T 淋巴细胞计数要求。根据研究方案,在制备 CAR－T 细胞前,先对所需要的 $CD3^+$ T 淋巴细胞数量进行换算,后于 2016 年 5 月 17 日抽取外周血 120 ml 送往细胞实验室制作中心,进行体外制备 CAR－T 细胞。7 天后,实验室回报 CAR－T 细胞制作顺利,靶基因转染率已达标(≥20%),可以按期回输治疗。

▦ CAR－T 细胞回输前预处理

在确认成功制备 CAR－T 细胞后,回输前一般需要对患者进行清除淋巴细胞的预处理或预化疗。由于该患者年龄较大,既往每次化疗后骨髓抑制严重,常合并感染、出血等不良反应,且当时患者的肿瘤负荷不高,反复权衡利弊后,对该患者不采取清除淋巴细胞预处理或任何预化疗。

▒ 回输 CAR－T 细胞

2016 年 5 月 31 日和 2016 年 6 月 1 日,分别回输质检合格的 CD19 CAR－T 细胞 100 ml,总剂量为 5.2×10^6/kg,回输过程顺利,患者无明显不适。

▒ 不良反应的监测和处理

回输 CAR－T 细胞后+2 天,患者出现发热伴畏寒、寒战不适,最高体温为 39.0℃,无血压降低及低氧血症等,判断为 1 级 CRS,予以物理降温后体温能控制。发热共 2 天,后期未再出现发热等其他不适症状。

▒ 疗效评价

回输 CAR－T 细胞后+22 天复查骨髓穿刺,骨髓细胞学显示 CR,骨髓 MRD 检查可测出 0.05% 的 $CD10^+CD19^+CD45^{dim}$ 细胞(图 2－2－2B)。

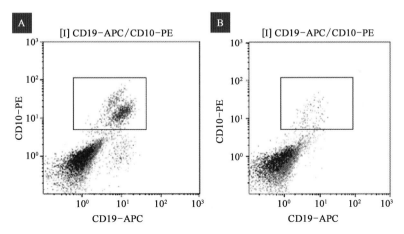

图 2－2－2 · **CAR－T 细胞治疗前后流式检测骨髓中白血病细胞的变化**

A:CAR－T 细胞治疗前流式检测显示骨髓细胞中白血病细胞($CD19^+CD10^+$)占全部有核细胞的 5.04%(方框内红色所示);B:CAR－T 细胞治疗后流式复查显示骨髓细胞中白血病细胞($CD19^+$ $CD10^+$)降低至 0.05%;蓝色代表正常淋巴细胞,灰色代表有核红细胞和中性粒细胞等背景细胞。

▒ 跟踪随访

患者获得 CR 后,定期复查骨髓细胞学无异常,流式检测 MRD 也逐渐转为阴性。监测患者体内 CAR－T 细胞扩增和存留显示,在回输后+7 天扩增倍数达到最高峰,即高于回输时基础值的近 4 000 倍(图 2－2－3)。直至 2016 年 11 月,仍可从外周血检出较高水平的 CAR－T 细胞。这期间曾予以小剂量 6－巯基嘌呤间断口服维持治疗,并在 2020 年 3 月起停用 6－巯基嘌呤等任何维持治疗药物。至本书截稿止，患者已达 82 岁高龄。从 2013 年 2 月初诊时计算，患者已长期存活 10 年 5 个月，患者第 2 次复发采用 CAR-T 细胞治疗后一直处于持续缓解状态，实现无复发生存已超过 7 年。

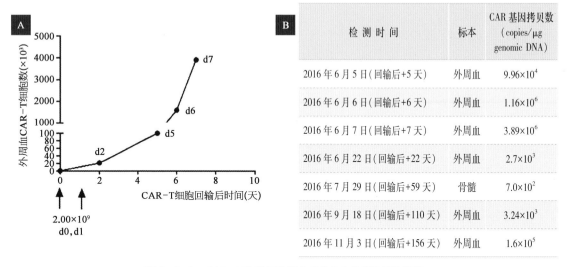

图 2-2-3 · CAR-T 细胞回输后在患者体内扩增及存留情况

A：回输 CAR-T 细胞后+7 天患者体内扩增达最高峰（3.89×10⁶ copies/μg genomic DNA）；B：CAR-T 细胞回输后+156 天仍然可从患者外周血检出较高含量的 CAR-T 细胞；方法为采用实时定量 PCR 检测样本中的 CAR 基因片段拷贝数。

讨论 和 总结

该患者是老年 B-ALL，在初次诱导化疗后获得 CR，虽然后续予以减低剂量的巩固化疗，但每次化疗后仍然出现严重感染等并发症，并在 1 年后出现局部髓外复发。虽然经放疗联合化疗后再次获得缓解，但 2 年后的骨髓细胞学检查依旧可见原始淋巴细胞，且流式 MRD 检测也提示复发。因为患者当时已满 75 岁，继续实施传统化疗既疗效差又很难耐受，治疗相关风险极大，所以采用新型靶向药物治疗可能是很好的选择。

然而，70 岁以上患者能否耐受 CAR-T 细胞治疗相关的 CRS 或 ICANS，当时几乎未见报道，也无经验可循，研究团队对此甚为担忧。由于当时 CD3/CD19 双特异性单抗等靶向药物均未在中国上市，患者几乎无其他靶向药物可选，治疗组和研究团队经反复讨论、分析利弊因素后，最终决定让该患者接受 CD19 CAR-T 细胞治疗。结果该患者治疗过程非常顺利，仅发生了 1 级 CRS。更令人意外的是，虽然是老年患者，且前期接受过多次化疗和放疗，但是在回输后的第 7 天 CAR-T 细胞不仅在患者体内大量扩增，高峰时相对极限值、扩增倍数达到近 4 000倍，而且其在体内存留维持的时间也很长（图 2-2-3）。这可能是该患者治疗后能迅速获得缓解，并长期无复发生存的主要原因。受到新冠病毒肺炎疫情的影响，患者不能定期来院复诊，但曾于 2023 年 1 月在当地医院行骨髓穿刺，骨髓细胞学仍提示 CR，且患者已达 82 岁高龄,一般情况良好,日常生活能自理。

2022 年发表的一篇系统综述与荟萃分析回顾了 2014~2020 年间有关 CAR－T 细胞临床试验性治疗血液肿瘤的情况。其中,年龄最大的受试患者即为本研究中心治疗的该例老人[1]。该病例提示,即使是老年复发/难治性 B－ALL 患者,CAR－T 细胞治疗仍然可以作为有效的治疗方案之一。

此外,在 CAR－T 细胞回输前,一般需要给予患者清除淋巴细胞的预处理。目前,国内外最常用的方案为 FC(氟达拉滨+环磷酰胺)方案,并在预处理结束后第 2~3 天回输 CAR－T 细胞[2-5]。但该患者年纪较大,既往每次化疗后骨髓抑制严重,如果使用 FC 方案,其后可能会出现严重血细胞减少。尤其是,如果同时发生严重 CRS 或 ICANS,可能还会导致致命性感染和出血等风险。基于以上考虑,再结合患者的肿瘤负荷不高,故采取了个体化的未行预处理。结果显示,治疗过程不仅安全、平稳,还取得了令人满意的疗效。

由此可见,预处理方案也需要根据每位患者的具体情况进行个体化分析和选择,并非一定都要按固定模式采用 FC 方案。尤其对于化疗耐受性很差的患者,要高度重视 FC 预处理后可能出现的严重骨髓抑制,以及随后带来的治疗相关风险的增加。

参考文献

[1] Luo W, Li C, Zhang Y, et al. Adverse effects in hematologic malignancies treated with chimeric antigen receptor (CAR) T cell therapy: a systematic review and Meta-analysis[J]. BMC cancer, 2022, 22(1): 1-20.

[2] Hu Y, Wu Z, Luo Y, et al. Potent anti-leukemia activities of chimeric antigen receptor-modified T cells against CD19 in Chinese patients with relapsed/refractory acute lymphocytic leukemia[J]. Clinical Cancer Research, 2017, 23(13): 3297-3306.

[3] Pan J, Yang J, Deng B, et al. High efficacy and safety of low-dose CD19-directed CAR-T cell therapy in 51 refractory or relapsed B acute lymphoblastic leukemia patients[J]. Leukemia, 2017, 31(12): 2587-2593.

[4] Cao J, Wang G, Cheng H, et al. Potent anti-leukemia activities of humanized CD19-targeted Chimeric antigen receptor T (CAR-T) cells in patients with relapsed/refractory acute lymphoblastic leukemia[J]. American Journal of Hematology, 2018, 93(7): 851-858.

[5] Locke F L, Ghobadi A, Jacobson C A, et al. Long-term safety and activity of axicabtagene ciloleucel in refractory large B-cell lymphoma (ZUMA-1): a single-arm, multicentre, phase 1-2 trial[J]. The Lancet Oncology, 2019, 20(1): 31-42.

(李迎伟)

病例 3 CD19 CAR－T 细胞治疗 1 例多次复发 Ph 阳性 B－ALL 获长期生存

患者一般情况

患者,男,初诊时 35 岁,身高 180 cm,体重 65 kg,农民,汉族,安徽籍。

CAR－T 细胞治疗前诊疗经过

■ 诊断

1. 主要症状和体征

患者于 2014 年 3 月无诱因出现乏力 1 月余,伴有低热、干咳,就诊当地医院。查血常规显示血细胞减少,且骨髓细胞学显示分类不明细胞占 90%,考虑白血病可能,随后转入安徽医科大学第二附属医院血液科。查体:贫血貌,皮肤无瘀点、瘀斑,胸骨无压痛,心肺听诊未及明显异常,腹平软,肝脾肋下未及。

2. 普通实验室检查

初诊时查血常规:WBC 计数为 $1.95×10^9/L$,Hb 为 75 g/L,PLT 计数为 $223×10^9/L$。

3. 特殊检查

转入安徽医科大学第二附属医院血液科后,复查骨髓细胞学显示骨髓增生活跃,原始幼稚淋巴细胞占骨髓有核细胞的 80%,提示为 ALL(图 2－3－1)。骨髓细胞免疫分型报告可测出 86% 的异常细胞,免疫表型为 $CD34^+CD19^+CD10^+CyCD79a^+CD22^+HLA－DR^+CD33^+CD45^{dim}$,符合 B－ALL 伴 CD33 表达(图 2－3－1)。骨髓染色体核型分析显示为正常核型。骨髓融合基因检查结果为 $BCR－ABL$(P190)阳性。

4. 诊断

Ph 阳性急性 B 淋巴细胞白血病[Ph^+ B－ALL,单纯 $BCR－ABL$(P190)融合基因阳性,Ph 染色体阴性,高危]。

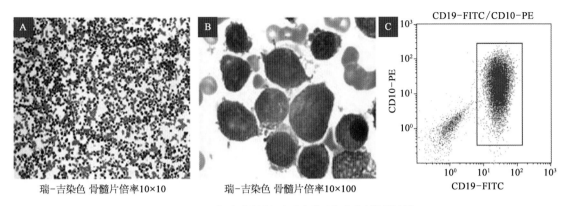

图 2-3-1 · 初诊时骨髓细胞形态学及免疫分型检测结果

A~B：初诊时骨髓涂片细胞形态学检测结果显示原始幼稚淋巴细胞占比为80%左右；C：初诊时骨髓细胞流式免疫分型检测结果显示白血病细胞占全部有核细胞的86%（CD19⁺CD10⁺，方框内红色所示），蓝色代表其他正常淋巴细胞，灰色代表有核红细胞和中性粒细胞等背景细胞。

▓ 治疗

1. 初诊后治疗

患者在细胞学和免疫分型明确诊断后，立即行 VDCP（长春地辛+柔红霉素+环磷酰胺+地塞米松）方案化疗，并辅以输注红细胞、血小板及抗感染等支持治疗。化疗过程中，患者出现了重度骨髓抑制，合并严重感染和出血，随后加强刺激造血、抗感染及成分输血，症状逐渐好转，造血功能也得到了恢复。

化疗结束后的疗效评估显示：骨髓细胞学缓解，骨髓流式 MRD 阴性。结合评估结果，予以腰椎穿刺与鞘内注射以预防中枢神经系统白血病。在出院时，根据基因检测报告的结果，建议患者口服酪氨酸激酶抑制剂（tyrosine kinase inhibitors，TKI）药物——伊马替尼，并于3周后回院进行巩固强化治疗。

2. 复发后治疗

经过初次诱导化疗缓解后，患者未按医嘱要求再入院行巩固化疗，仅自行口服伊马替尼400 mg，每日1次。2年多后（2016年9月），查血常规发现血红蛋白降低、血小板减少，但未引起重视。再2月余后，因乏力加重而入住当地医院，查血常规显示 WBC 计数为 40.10×10^9/L，Hb 为 46 g/L，PLT 计数为 20×10^9/L，行骨髓检查提示 B-ALL 复发骨髓象，即原始细胞约占60%，遂予以羟基脲来降白细胞治疗。为进一步诊治，患者于2016年12月再次转入安徽医科大学第二附属医院血液科，当时血常规显示 WBC 计数为 4.23×10^9/L，Ly 计数为 3.94×10^9/L，Hb 为 45 g/L，PLT 计数为 7×10^9/L。CD3⁺ T 淋巴细胞占总淋巴细胞的比例为80.6%，骨髓流式免疫分型可测出60%的异常细胞，免疫表型为 CD34⁺CD19⁺CD45^{dim}（图 2-3-2），且 *BCR-ABL*（P190）融合基因阳性，确认患者系 Ph⁺ B-ALL 复发。

分析患者前期诊疗经过，考虑患者复发可能与其未按医嘱要求规范治疗有关。但是，此次疾病表现非常凶险,骨髓和外周血中的原始细胞均明显升高,并伴严重贫血和血小板减少,不仅再次诱导化疗的风险很大,而且常规治疗效果可能也有限。如果化疗失败时再抽血行 CAR－T 细胞培养,正常 T 淋巴细胞的数量和质量均可能受到细胞毒性药物的影响,而导致 CAR－T 细胞制备失败或功能受损。因此,为尽力保障患者后期即使常规疗效不佳而仍然有机会接受 CAR－T 细胞作为挽救性治疗,与患者及家属充分解释沟通后,先抽取了适量外周血妥善冻存,之后才开始行 VDCP 方案再次诱导化疗。此外,因患者当时红细胞和血小板均处于重度减少,所以并没有调整 TKI 联合治疗。化疗 2 周后,通过流式检测复查骨髓细胞显示骨髓中原始细胞不仅没有降低,反而从 60% 升高到 80%(图 2－3－2)。该结果提示患者复发后对化疗药已产生耐药,故立即加用达沙替尼 100 mg/天以控制病情,并同时通知细胞制备中心启动 CAR－T 细胞培养。

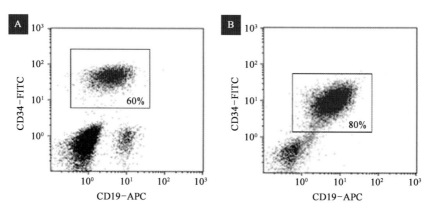

图 2-3-2 · 患者复发后常规再诱导化疗前后流式检测骨髓中白血病细胞的结果对照

A: 复发后常规再诱导化疗前流式免疫分型检测结果显示白血病细胞占骨髓全部有核细胞的 60%(CD19⁺CD34⁺,方框内红色所示);B: 再诱导化疗 2 周后流式复查显示白血病细胞(CD19⁺CD34⁺,方框内红色所示)不仅没有降低,反而升高到 80%;蓝色代表其他正常淋巴细胞,灰色代表有核红细胞和中性粒细胞等背景细胞。

CAR－T 细胞治疗

■ 选择 CAR－T 细胞治疗的依据

该患者的诊断为高危 B－ALL,此次入院明确疾病复发,疾病表现非常凶险,骨髓和外周血中原始细胞均明显升高,预测常规治疗效果可能有限。予以 VDCP 方案再次诱导化疗 2 周后,结果正如所预见的,复查骨髓穿刺显示骨髓中原始细胞不仅没有降低,反而进一步升高,提示患者复发后白血病细胞已产生耐药性。根据 NCCN 成人 ALL 诊疗指南,此类患者可以接受 CD19 CAR－T 细胞等新药治疗。

在与患者及家属充分解释沟通病情、签署知情同意后,对患者进行了以下筛查和评估。

① 原发病评估:骨髓细胞学显示原始细胞约占 60%,流式检查可测出一群异常细胞,免疫表

型为 CD19$^+$CD10$^+$CD45^{dim}。② 治疗靶点：流式细胞术确认为白血病细胞 CD19 靶抗原阳性。③ 体能状态：ECOG 评分为 2 分。④ 血细胞和淋巴细胞水平：血常规显示 WBC 计数为 4.23×10^9/L，Ly 计数为 3.94×10^9/L，Hb 为 45 g/L，PLT 计数为 7×10^9/L，且 CD3$^+$ T 淋巴细胞占总淋巴细胞的比例为 80.6%，CD3$^+$ T 淋巴细胞计数为 3.17×10^9/L。⑤ 脏器功能：心、肝、肾等各脏器功能正常。⑥ 感染：未发现任何活动性感染或其他特殊感染。

综合筛查结果，患者有重度贫血和血小板减少，不符合 CD19 CAR－T 细胞临床试验性治疗的基本条件。但考虑患者病情凶险，当时已无其他更合适的药物可选，研究团队经多次讨论并与家属沟通解释后决定：在强化输血等支持治疗的前提下，如果能适当改善患者的血细胞指标，则仍可采用 CAR－T 细胞治疗。

▣ CAR－T 细胞制备

患者系 B－ALL 复发入院，入院时血常规显示 WBC 计数为 4.23×10^9/L，Ly 计数为 3.94×10^9/L，CD3$^+$ T 淋巴细胞计数为 3.17×10^9/L，符合 CAR－T 细胞制备的要求。如上所述，为确保患者再次行诱导化疗发生耐药不能获得缓解时能够以最快速度接受 CAR－T 细胞挽救性治疗，研究团队未雨绸缪，在患者进行再诱导化疗之前，根据研究方案将制备 CAR－T 细胞前需要的 CD3$^+$ T 淋巴细胞数量进行换算后，提前抽血 120 ml 并获得外周血单个核细胞（PBMC）后冻存备用。后期，患者再诱导效果显示耐药，遂得以立即采用了冻存的 PBMC 在体外制作 CAR－T 细胞。7 天后，实验室回报 CAR－T 细胞生长良好，制作过程顺利，可以按期回输。

▣ CAR－T 细胞回输前预处理方案的制订和实施

该患者复发时原发病进展快，肿瘤负荷高，与实验室沟通、确认可以回输 CAR－T 细胞并综合考虑后，继续采用 VDCP 方案化疗 1 周降低肿瘤负荷，同时加强输注血小板、预防出血等支持治疗。随后，序贯静注环磷酰胺单药（400 mg/m^2）3 天以进一步清除淋巴细胞。

▣ CAR－T 细胞治疗后的不良反应和疗效评价

预处理清除淋巴细胞结束 72 小时后，分别于 2017 年 1 月 9 日和 10 日输注质检指标合格的 CAR－T 细胞各 100 ml，总剂量为 5×10^6/kg。回输后+2 天约 10 小时，患者开始出现发热，最高体温达 39.5℃，无血压降低及低氧血症等，予以非甾体药退热后体温能下降，间断发热共 3 天。患者在整个过程无心慌、胸闷、气促、意识模糊等，评判 CRS 为 1 级，且未发生 ICANS。CAR－T 细胞回输后+28 天，复查骨髓穿刺，骨髓细胞学显示完全缓解骨髓象，流式检测 MRD 为阴性（图 2－3－3），$BCR－ABL$（P190）融合基因也为阴性，即疗效评估患者采用 CAR－T 细胞治疗后获得 MRD 阴性完全缓解（CR2）。

▣ 第 1 次复发采用 CAR－T 细胞治疗缓解后跟踪随访

患者在首次接受 CAR－T 细胞治疗并判断获得 CR2 后，为防止复发及中枢神经系统侵犯，

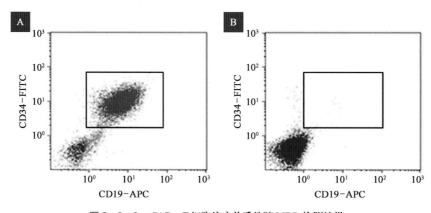

图 2 - 3 - 3 · CAR - T 细胞治疗前后骨髓 MRD 检测结果

A：CAR - T 细胞治疗前流式免疫分型检测结果显示白血病细胞（CD19⁺CD34⁺，方框内红色所示）占骨髓全部有核细胞的 80%；B：CAR - T 细胞治疗后+28 天流式复查显示红色代表的白血病细胞消失，提示获得完全缓解；蓝色代表其他正常淋巴细胞，灰色代表有核红细胞和中性粒细胞等背景细胞。

立即予以口服达沙替尼维持治疗。此后，多次复查骨髓穿刺均正常，且回输后+265 天（2017年 10 月 1 日）仍可检测出 CAR - T 细胞残留。

■ 第 2 次孤立性中枢神经系统复发及 CAR - T 细胞治疗

患者首次单纯髓内复发接受 CD19 CAR - T 细胞治疗获得 CR2 后 15 个月时（2018 年 4月），在外院行脐血干细胞移植巩固治疗。但在造血功能恢复后半年左右（2019 年 1 月）患者出现听力下降，继续在该家医院就诊，行头颅 MRI 未发现异常占位。最后，通过腰椎穿刺和脑脊液细胞学检查，明确为 B - ALL 第 2 次孤立性中枢神经系统复发。而后多次行鞘内注射化疗药物（具体用药不详），但效果不佳，脑脊液仍可检出白血病细胞。1 个月后，患者转回安徽医科大学第二附属医院血液科，当时行骨髓和外周血细胞形态、流式和 *BCR - ABL*（P190）融合基因等系列检查均未发现异常，也无 GVHD 临床表现，但患者脑脊液中可测出异常白血病细胞。随后，继续予以鞘内注射化疗，但白血病细胞持续存在，未能清除（图 2 - 3 - 4）。治疗组和研究团队人员全面分析患者病情后认为：该患者系异基因造血干细胞移植（供者为非血缘脐带血）后的中枢神经系统复发，很难再承受大剂量甲氨蝶呤等挽救性化疗，而鞘内注射化疗无效，提示已产生耐药，若不积极采用其他可能有效的治疗方法，患者病情将迅速进展、扩散，预后极差。此时，患者自首次 CAR - T 细胞治疗结束后已 2 年余，复发后脑脊液中白血病细胞CD19 仍然呈阳性，无任何 GVHD 相关的临床表现，可以考虑再次使用 CAR - T 细胞治疗，并且患者和家属也主动要求再次行相同制剂的 CD19 CAR - T 细胞治疗。因此，经反复讨论、权衡利弊、达成共识后，再次给该患者启动 CAR - T 细胞治疗。2019 年 2 月 26 日，顺利输注CAR - T 细胞后，定期复查脑脊液可见异常白血病细胞逐渐降低，直至转为阴性（图 2 - 3 - 4）。患者再次获得中枢缓解后（CR3），继续口服达沙替尼预防复发，其间在血液科定期检查和随诊。

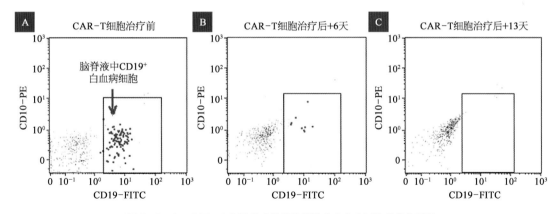

图 2-3-4·**CAR-T 细胞治疗前后脑脊液中白血病细胞的变化情况**

A：CAR-T 细胞治疗前流式检测可见脑脊液中有明显的异常白血病细胞（CD10⁻CD19⁺，方框内红色所示）；B：CAR-T 细胞治疗后+6 天流式复查脑脊液可见白血病细胞（CD10⁻CD19⁺，方框内红色所示）明显减少，但仍有微量残留；C：CAR-T 细胞治疗后+13 天再次流式复查脑脊液显示，方框内红色代表的白血病细胞完全消失；蓝色代表其他正常淋巴细胞，灰色代表中性粒细胞等背景细胞。

■ 第 3 次中枢神经系统复发及 CAR-T 细胞治疗

患者 CAR-T 治疗第 3 次获得缓解（CR3）后，持续近 3 年无复发。2022 年 2 月，患者因胸闷不适住院复查，骨髓 MRD 以及 *BCR-ABL*（P190）融合基因均阴性，但发现大量心包积液。考虑与长期口服达沙替尼有关，予以停用，并行心包腔穿刺引流，而后症状逐渐缓解。出院时，改用伊马替尼口服维持治疗，嘱咐患者每隔 3 个月回医院复查，同时行预防性腰椎穿刺与鞘内注射。

改用伊马替尼约 6 个月时（2022 年 8 月），患者因"头痛 1 周"再次入院，头颅 CT 及磁共振显示左侧额叶占位（图 2-3-5A）。脑脊液可见 97% 的原始细胞，CD19⁺，骨髓细胞等检查均正常，确认患者再次出现孤立性中枢神经系统复发。与上次比较，此次受累病灶更多，不仅脑脊液中检出大量白血病细胞，而且颅内出现实质性占位。因此，立即行 MA（大剂量甲氨蝶呤+阿糖胞苷）方案化疗，给药后患者出现严重骨髓抑制伴感染，加强支持治疗后尚能耐受。3 周后复查脑脊液，仍然检出 98% 的 CD19⁺异常 B 淋巴细胞，提示病情未控制。与患者和家属解释沟通病情后，决定先行全脑放疗以控制病情，然后序贯 CD19 CAR-T 细胞治疗。按计划采集外周血后，在等待 CAR-T 细胞制备期间（即实施放疗 5 天左右时），患者头痛剧烈加重并伴情绪躁动不安。复查头颅 CT 提示受累病灶增大，再次启用达沙替尼，同时加强脱水、止痛等对症治疗。患者症状稳定、好转后，第 3 次顺利输注自体 CD19 CAR-T 细胞 100 ml，总剂量为 $4.9×10^6$/kg。输注后，次日出现低热，最高体温达 37.8℃，但头痛逐渐缓解，停用止痛药物。2 周后复查脑脊液异常 B 淋巴细胞减少至 66%，6 周后复查头颅 MRI 提示中枢病灶明显缩小，+41 天时受累病灶基本消失（图 2-3-5B），8 周后复查脑脊液中异常 B 淋巴细胞消失。全面评估疗效，患者再次获得缓解（CR4）。

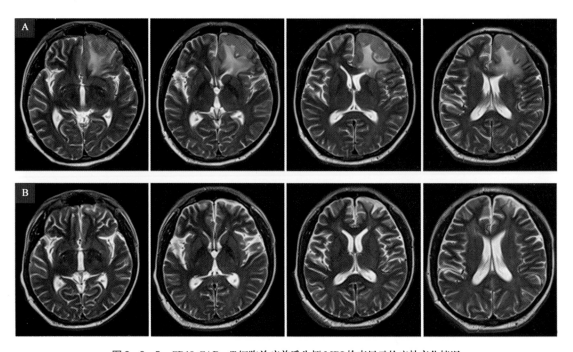

图 2 - 3 - 5 · CD19 CAR - T 细胞治疗前后头颅 MRI 检查显示的病灶变化情况

A：CAR - T 细胞治疗前头颅 MRI 显示左侧额叶明显占位；B：CAR - T 细胞治疗后 +41 天复查头颅 MRI 提示受累病灶基本消失。

讨论㈿总结

　　该患者诊疗过程非常特殊，确诊 Ph⁺ B - ALL 初治缓解 2 年多后出现第 1 次复发，当时疾病进展迅速，骨髓原始细胞明显升高，伴重度贫血和血小板减少。为确保患者当再次行诱导化疗产生耐药不能获得缓解时能够尽快接受 CAR - T 细胞挽救性治疗，研究团队在确认患者首次复发后并进行诱导化疗之前，预先采血并提取 PBMC 冻存备用。后期恰如所担忧的那样，患者再次诱导化疗效果不佳，显示出耐药，但却能够立即顺利启动 CAR - T 细胞治疗，并获得了第 2 次的 CR。该结果提示，为避免反复使用化疗药物损伤 T 淋巴细胞，从而导致 CAR - T 细胞的制备失败，医生可以对后期很可能需要接受 CAR - T 细胞治疗的高危患者提前进行评估。若征得患者及家属的理解和同意，化疗前即可采集足量的 PBMC 并妥善冻存，一旦病情需要时，可随时启动 CAR - T 细胞治疗。

　　该患者第 2 次复发是在行 CAR - T 细胞治疗和 allo - HSCT 后发生的，且为孤立性中枢神经系统复发。有临床研究报告显示，CAR - T 细胞治疗后复发再次使用 CAR - T 细胞治疗一般效果不佳，且反应率不到 30%[1]，中位总生存(overall survival, OS)期只有 7.5 个月。令人欣慰的是，该患者中枢神经系统复发病灶在常规治疗无效的情况下，通过第 2 次使用 CAR - T 细胞终于得到了控制和缓解。

然而,抗癌之路往往异常艰难曲折。该患者在第3次CR后近3年时,白血病细胞又卷土重来,且病灶仍然局限在中枢神经系统,发生了第3次复发。不幸中的万幸是,此时CD19仍然阳性,因此第3次又使用了同种CD19 CAR－T细胞治疗,且神奇重现,患者又获得了第4次CR。CR4后持续无复发生存已达6月余。

由于CAR－T细胞治疗相关的重度ICANS时有发生,CAR－T细胞治疗的临床试验往往将伴有中枢神经系统白血病(central nervous system leukemia, CNSL)的B－ALL排除在外。近年,有研究报道难治性弥漫大B细胞淋巴瘤伴有中枢神经系统侵犯的患者在接受CD19 CAR－T细胞治疗后获得CR,并且CAR－T细胞引起的神经毒性一般能够控制,其神经损伤多数情况下具有可逆性。该证据支持了CAR－T细胞可以进入中枢神经系统发挥靶向杀伤肿瘤细胞的功能,同时其安全性也可接受。而关于伴CNSL的r/r B－ALL患者能否受益于CAR－T细胞治疗,目前也有多项回顾性和前瞻性临床研究显示,CAR－T细胞可以在CNSL的治疗中发挥作用[2-4]。徐州医科大学血液病研究所的徐开林教授团队进行的一项前瞻性临床研究,也进一步证明了CD19 CAR－T细胞治疗B－ALL伴CNSL患者的安全性和疗效[5]。该研究在回输CD19 CAR－T细胞后第30天评估疗效:48例患者中42例(87.5%)达到骨髓CR或CR伴不完全血细胞计数恢复(complete remission with incomplete blood count recovery, CRi),41例(85.4%)达到CNSL缓解。安全性方面,11例(22.9%)患者出现严重的神经毒性事件(3~4级),而常见的神经毒性事件为脑病(22.9%)、意识水平低下(20.8%)、谵妄症(16.7%)、头痛(14.6%),以及癫痫(8.3%)。

该患者在前期采用过CAR－T细胞治疗及非血缘异基因脐血造血干细胞移植后,相继发生2次中枢神经系统复发后,采用同种CD19 CAR－T细胞治疗均取得了满意的疗效,即全部获得CR且安全性良好,未发生严重ICANS等不良反应。这一方面提示CAR－T细胞治疗后复发,如果确认CD19靶点仍然阳性,继续采用原CD19 CAR－T细胞治疗可能仍然有效;另一方面也支持CAR－T细胞可以穿透血脑屏障进入中枢神经系统(central nervous system, CNS)发挥抗肿瘤作用且安全性良好。尽管如此,对于此类特殊部位肿瘤的患者,如果采用靶向免疫细胞(如CAR－T细胞)治疗,仍然需要高度警惕大量免疫细胞进入病灶组织,以及细胞因子风暴对周围正常细胞或组织造成的损伤,如脑水肿、血管破裂、癫痫等,因为有时可能非常严重,甚至危及生命。对此类患者实施CAR－T细胞治疗之前,需要极其谨慎并反复平衡利弊,做好随时应对严重不良反应的准备,并采取相应的处理方法。

最后,除上述情况之外,研究团队在治疗该例患者过程中,随着CAR－T细胞的可及性和多次使用后显示出的良好效果,还产生了前所未有的困惑和思考。该患者在第2次和第3次复发缓解后,都有意愿且准备再次接受异基因造血干细胞移植,但由于前期已接受非血缘脐血干细胞移植,多次行人类白细胞抗原(human leukocyte antigen, HLA)配型均未找到合适供者,最终未能如期实施二次移植巩固治疗。那么,在进入靶向免疫治疗白血病的新时代,对于移植后仍然有复发风险的高危患者到底应如何选择最佳供者?或者,在准备移植、选择供者时,如果推测受者移植后有复发的可能性,未来可能需要接受自体甚或供者来源的 CAR - T 细胞及二次移植治疗,是否应该把这些因素纳入选择供者的指标之一? 随着 CAR - T 细胞治疗的推广和普及,这个问题今后可能会受到越来越多的关注。

　　总之,该患者从首次复发至今,多次依靠 CAR - T 细胞的治疗逆转绝境,迄今已获长期生存 6 年余,充分显示了 CAR - T 细胞治疗的神奇疗效。

· 参考文献 ·

［1］ Wudhikarn K, Flynn J R, Rivière I, et al. Interventions and outcomes of adult patients with B-ALL progressing after CD19 chimeric antigen receptor T-cell therapy［J］. Blood, 2021, 138(7)：531 - 543.

［2］ Chen X, Wang Y, Ruan M, et al. Treatment of testicular relapse of B-cell acute lymphoblastic leukemia with CD19-specific chimeric antigen receptor T cells［J］. Clinical Lymphoma Myeloma and Leukemia, 2020, 20(6)：366 - 370.

［3］ Leahy A B, Newman H, Li Y, et al. CD19-targeted chimeric antigen receptor T-cell therapy for CNS relapsed or refractory acute lymphocytic leukaemia：a post-hoc analysis of pooled data from five clinical trials［J］. The Lancet Haematology, 2021, 8(10)：e711 - e722.

［4］ Tan Y, Pan J, Deng B, et al. Toxicity and effectiveness of CD19 CAR T therapy in children with high-burden central nervous system refractory B-ALL［J］. Cancer Immunology, Immunotherapy, 2021, 70(7)：1979 - 1993.

［5］ Qi Y, Zhao M, Hu Y, et al. Efficacy and safety of CD19-specific CAR T cell-based therapy in B-cell acute lymphoblastic leukemia patients with CNSL［J］. Blood, 2022, 139(23)：3376 - 3386.

（李迎伟）

CD19 CAR‐T细胞治疗
1例移植后复发且CD19/CD3双抗治疗
效果不佳的患儿获长期缓解

患者一般情况

患儿,女,初诊时3岁,身高129 cm,体重37.5 kg,俄罗斯圣彼得堡人,俄罗斯族。无先天性疾病或遗传性家族病史。

CAR‐T细胞治疗前诊疗经过

▮ 诊断

1. 主要症状和体征

患儿"因发热、足部水肿1周"于2012年12月就诊于俄罗斯圣彼得堡某医院。当时查体:神志清楚,身体发育良好,贫血貌,心肺听诊无明显异常,肝脾肋下未触及,双足轻度水肿,神经系统无明显异常阳性体征。

2. 普通实验室检查

血常规提示淋巴细胞比例升高,轻度贫血及血小板减少(监护人口头描述,原始报告未见)。

3. 特殊检查

外周血涂片细胞形态学检查提示原始细胞增多(约2%)。进一步完善骨髓细胞形态学、免疫学、细胞遗传学及分子生物学(morphology-immunology-cytogenetics-molecular biology, MICM)检查,骨髓细胞学提示为急性淋巴细胞白血病,骨髓免疫分型提示急性B淋巴细胞白血病,染色体核型分析显示正常核型,而白血病相关基因筛查未见阳性。

4. 诊断

急性B淋巴细胞白血病(B‐ALL,标危组)。

▌治疗

1. 初诊后治疗

确诊后立即在当地医院予以标准方案诱导化疗 1 次达完全缓解（CR1），而后行多次巩固治疗（具体用药不详）。

2. 复发后治疗

第 1 次复发：2015 年 6 月，定期复查骨髓穿刺，确认首次复发，予以 FLAG（氟达拉滨+阿糖胞苷+重组人粒细胞刺激因子）方案再诱导化疗；2015 年 10 月行单倍体异基因造血干细胞移植术巩固治疗（母供女），预处理方案不详，输入的造血干细胞剂量为 CD34$^+$ 细胞 7.4×10^6/kg，术后达到第 2 次完全缓解（CR2）。

第 2 次复发：2016 年 3 月（移植后+5 月）在原就诊医院定期复查，骨髓穿刺行骨髓细胞形态学检查提示第 2 次复发（原始细胞占比为 26%），再次行供者 T 淋巴细胞输注、FLAG 方案化疗等，随后行 CD19/CD3 双特异性抗体（Blinatumomab，贝林妥欧单抗）治疗（每日 5 mg/m^2，第 1～7 天；每日 15 mg/m^2，第 8～28 天）2 个疗程。治疗过程中出现严重肺部感染、呼吸衰竭，转入重症监护病房（intensive care unit，ICU）予以抗感染等对症支持治疗后好转。随后（2016 年 5 月），复查骨髓细胞涂片检查仍可见 2.6% 的原始细胞，行流式检测 MRD 提示未达到 MRD 阴性完全缓解。当时的主管医生评估疗效不佳，告知监护人患儿体内的白血病细胞未达到完全清除，疾病将快速进展恶化，建议设法加入 CD19 CAR－T 细胞临床研究性治疗。

患儿监护人通过搜索全球各大临床试验信息库数据，在美国临床试验网站上（ClinicalTrail.gov）发现本研究团队注册的 CAR－T 细胞治疗复发/难治性急性淋巴细胞白血病的信息，遂与本团队多次联系、沟通病情。待落实签证等相关事宜后，于 2016 年 5 月 30 日从俄罗斯圣彼得堡市抵达合肥，要求在安徽医科大学第二附属医院血液科行 CAR－T 细胞治疗。

CAR－T 细胞治疗

▌选择 CAR－T 细胞治疗的依据

与患儿监护人再次面对面充分解释沟通病情、签署知情同意书后，开始对患儿进行以下筛查和评估。① 原发病评估：患儿系复发/难治性 B－ALL，异基因造血干细胞移植后第 2 次复发，使用供者 T 淋巴细胞输注、CD19/CD3 双特异性抗体治疗后疗效不佳，骨髓残留白血病细胞仍然阳性（3% 左右）。② 治疗靶点：复发前后在当地医院多次流式细胞检测确认白血病细胞表面 CD19$^+$。③ 体能状态：ECOG 评分为 1 分。④ 血细胞和 T 淋巴细胞水平：WBC 计数为 9.57×10^9/L，NEUT 计数为 6.25×10^9/L，Ly 计数为 2.35×10^9/L，Hb 为 140 g/L，PLT 计数为

$294\times10^9/L$，且 CD3$^+$ T 淋巴细胞计数为 $1.3\times10^9/L$。⑤ 脏器功能：心、肝、肾等脏器功能正常，腰椎穿刺脑脊液检查正常。⑥ 感染：无急性活动性或其他慢性特殊感染。⑦ 无 GVHD 表现。综合评估各项指标，均符合入组接受 CD19 CAR－T 细胞临床试验性治疗的标准。

■ CAR－T 细胞制备

2016 年 6 月 4 日，根据研究方案，在制备 CAR－T 细胞前将需要的 CD3$^+$ T 淋巴细胞数量进行换算后，采集患儿外周血 90 ml，并立即送往实验室进行体外制备 CAR－T 细胞。7 天后，实验室回报 CAR－T 细胞制备顺利，可以按期回输。

■ CAR－T 细胞回输前预处理方案的制订和实施

因患儿来中国前已行骨髓细胞和脑脊液检查，为减少创伤，与患儿监护人商量沟通后，本次 CAR－T 细胞回输前未再行骨髓穿刺及腰椎穿刺术。根据患儿此前骨髓细胞检测结果，推测其肿瘤细胞负荷不高，故选择采用了环磷酰胺（cyclophosphamide，CTX）单药进行清除淋巴细胞的预处理。预处理清除淋巴细胞后的第 3 天起（2016 年 6 月 18 日），连续 2 天分别回输质检合格的 CD19 CAR－T 细胞各 100 ml，总剂量为 $4.9\times10^6/kg$，回输过程顺利。

■ CAR－T 细胞治疗后的不良反应和疗效评价

回输 CAR－T 细胞后+2～+7 天患儿出现发热，最高体温为 39℃（图 2－4－1），但未出现血压或血氧饱和度下降，评估为 1 级 CRS，予以口服布洛芬对症处理后体温能恢复正常。无意识障碍、癫痫等神经系统异常症状，评估为 0 级 ICANS。CAR－T 细胞回输后+16 天复查血常规：

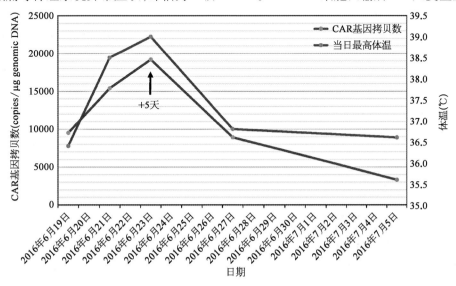

图 2－4－1・回输 CAR－T 细胞后+14 天内 CAR－T 扩增情况及当日最高体温

患儿在回输 CD19 CAR－T 细胞后体温高峰与体内 CAR－T 细胞扩增呈同步趋势，最高峰均出现在回输后+5 天。

WBC 计数为 $2.63×10^9/L$，NEUT 计数为 $0.59×10^9/L$，Ly 计数为 $1.00×10^9/L$，Hb 为 113 g/L，PLT 计数为 $207×10^9/L$。+21 天复查骨髓和外周血未见原始细胞，流式检测 MRD 阴性。综合判断患儿获得第 3 次 MRD 阴性缓解（CR3），随后监护人办理出院手续带孩子返回俄罗斯（图 2 - 4 - 2）。

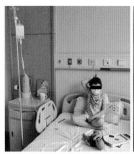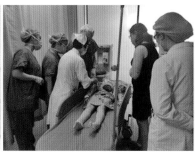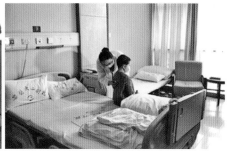

图 2 - 4 - 2　患儿采血后第 14 天顺利回输 CAR - T 细胞并于 +21 天接受骨髓穿刺等系统检查

出院后在俄罗斯原就诊医院主管医生指导下，间断口服阿昔洛韦、阿奇霉素等药物预防或抗感染治疗。+3 个月时复查骨髓细胞学等，结果提示为 MRD 阴性完全缓解状态。+6 个月再次专程来我科复查随诊，当时外周血中仍可检出 CAR - T 细胞（450 copies/μg genomic DNA），血常规检查各项指标均在正常范围，故嘱咐监护人返回俄罗斯后在当地医院继续给患儿定期监测血常规、MRD 等。患儿返回俄罗斯后按期检查，由于受条件限制，一直未能再次检测患儿体内 CAR - T 细胞的存留情况，也未行任何巩固或维持治疗。本团队通过邮件间断跟踪随访，监护人均告知患儿一般情况良好，与其他健康儿童一样读书、学习，快乐成长。

■ 跟踪随访

患儿接受 CD19 CAR - T 细胞治疗获得持续 MRD 阴性完全缓解满 3 年时（2019 年 6 月），监护人通过电子邮件告知本团队，患儿在当地医院行常规定期检查时发现血细胞异常，后进一步检查确认系第 3 次复发。当时受多种因素影响未能再次回我科就诊，而后在外院接受其他靶向免疫细胞治疗疗效欠佳，于 2019 年底因疾病进展离世。

讨论⑩总结

异基因造血干细胞移植是目前可能治愈 B - ALL 的方法之一，但部分患者在移植后仍会出现疾病复发。移植后复发的患者预后极差，再通过传统化疗获得缓解和长期生存的可能性几乎为零，既往大多处于无药可用的境地。近年来，随着生物医药技术的发展，各种靶向治疗为这些患者带来生的希望。贝林妥欧单抗即 CD19/CD3 双特异性抗体，于 2014 年 12 月 3 日获 FDA 批准在美国上市，用于治疗复发的费城染色体（Philadelphia chromosome，Ph）阴性的急性B淋巴细胞白血病(Ph⁻ B－ALL)。该双特异性抗体可双向结合白血病细胞表面的CD19分子和正常T细胞上的CD3分子,从而将白血病细胞靶向连接至T细胞,介导T细胞发挥定向杀伤白血病细胞的作用[1]。相对于传统化疗,贝林妥欧单抗使r/r B－ALL的缓解率明显提高(44% vs. 25%),中位生存时间也有所改善(7.7个月 vs. 4.0个月)。在针对首次复发B－ALL患者的随机临床试验中,贝林妥欧单抗相较于单纯化疗显示出了更好的无病生存时间及总生存时间[2-4],但仍然面临持续缓解时间短和复发问题。CD19 CAR－T细胞的应用进一步提高了r/r B－ALL的缓解率(从69%升至93%)和中位生存时间(从1年延长至2年),但如果不联合造血干细胞移植等巩固或维持治疗,单纯依靠CAR－T细胞,仅少数患者可获长期无复发生存或治愈可能,而大多数患者仍会再次复发[5,6]。

该患儿在异基因造血干细胞移植后复发,予以CD19/CD3双特异性抗体治疗2个疗程后,原发病虽达到传统定义下的细胞学缓解,但骨髓细胞涂片和流式均可检出较高比例的原始淋巴细胞。结合患儿前期临床特点和诊疗过程,评定疗效不佳,且治疗期间发生了严重的毒副反应,导致患儿无法继续耐受CD19/CD3双抗或其他化疗。这种情况下及时使用CD19 CAR－T细胞治疗后,不仅获得了较长时间持续MRD阴性的深层次缓解,且治疗期间除发热外,未出现其他严重不良事件。

CAR－T细胞治疗缓解后是否需要以及如何序贯巩固强化或维持治疗,从而降低再复发的风险是目前关注的焦点和研究的热点。巩固或维持方案包括异基因造血干细胞移植、免疫检查点抑制剂、小分子靶向药物等[7,8]。尤其针对没有条件行移植的患者,需要定期密切监测患者体内CAR－T细胞的存留情况,当发现CAR－T细胞显著降低或已完全消失时,要及时采用免疫增强剂或其他靶向免疫新药等巩固维持治疗。同时,也可考虑再次使用CD19或其他新型靶点的CAR－T细胞治疗,从而降低复发风险,进一步提高疗效。该患儿在长达3年的缓解时间内,如果能定期监测体内CAR－T细胞的水平,及时采用有效的巩固或维持治疗手段,有可能会阻止复发,甚至获得治愈。非常遗憾,由于地理位置等因素限制,该患儿后期未能持续接受CAR－T细胞存留等重要指标的监测,也未采取任何巩固或维持治疗。如果能密切监控并早期发现与复发相关的危险因素,及时采取应对措施,则有可能阻止患儿复发或逆转疾病进展,获得更长的生存期。

❖ 参考文献 ❖

[1] Hoffmann P, Hofmeister R, Brischwein K, et al. Serial killing of tumor cells by cytotoxic T cells redirected with a CD19-/CD3-bispecific single-chain antibody construct[J]. International Journal of Cancer, 2005, 115(1): 98－104.

[2] Kantarjian H, Stein A, Gökbuget N, et al. Blinatumomab versus chemotherapy for advanced acute lymphoblastic leukemia[J]. New England Journal of Medicine, 2017, 376(9): 836－847.

[3] Jacoby E. Relapse and resistance to CAR-T cells and blinatumomab in hematologic malignancies [J]. Clinical Hematology International, 2019, 1(2): 79－84.

［4］ Brown P A, Ji L, Xu X, et al. Effect of postreinduction therapy consolidation with blinatumomab vs chemotherapy on disease-free survival in children, adolescents, and young adults with first relapse of B-cell acute lymphoblastic leukemia：a randomized clinical trial［J］. JAMA, 2021, 325(9)：833－842.

［5］ Park J H, Rivière I, Gonen M, et al. Long-term follow-up of CD19 CAR therapy in acute lymphoblastic leukemia［J］. New England Journal of Medicine, 2018, 378(5)：449－459.

［6］ Shah N N, Lee D W, Yates B, et al. Long-term follow-up of CD19-CAR T-cell therapy in children and young adults with B-ALL［J］. Journal of Clinical Oncology, 2021, 39(15)：1650－1659.

［7］ Dholaria B, Savani B N, Huang X J, et al. The evolving role of allogeneic haematopoietic cell transplantation in the era of chimaeric antigen receptor T-cell therapy［J］. British Journal of Haematology, 2021, 193(6)：1060－1075.

［8］ Lu J, Jiang G. The journey of CAR-T therapy in hematological malignancies［J］. Molecular Cancer, 2022, 21(1)：1－15.

（安福润）

病例 5

CAR-T细胞联合免疫调节剂治疗 1例脐带血干细胞移植后伴中枢复发的 B-ALL 获长期生存

患者一般情况

患者,男,初诊时 18 岁,身高 167 cm,体重 57 kg,学生,汉族,安徽籍。

CAR-T细胞治疗前诊疗经过

▦ 诊断

1. 主要症状和体征

患者于 2015 年 3 月因发热 3 天就诊当地医院,当时查体:贫血貌,脾大,无其他阳性体征。

2. 普通实验室检查

血常规检查提示淋巴细胞增多伴贫血、血小板减少(因未见报告单,具体数值不详)。

3. 特殊检查

患者在当地医院怀疑为白血病之后,立即转入某三甲医院血液科行骨髓穿刺及相关系列检查。骨髓细胞形态学提示为急性淋巴细胞白血病(ALL),免疫分型提示 CD19$^+$ B-ALL (Pre-B),染色体提示正常核型,融合基因全套提示 E2A-PBX1$^+$ 和 HOX11$^+$,病理组化提示 B-ALL 伴继发性骨髓纤维化,影像学提示脾大。

4. 诊断

急性 B 淋巴细胞白血病(B-ALL, Pre-B, E2A-PBX1 和 HOX11 基因阳性,高危组);继发性骨髓纤维化。

▓ 治疗

1. 初诊后治疗

患者于 2015 年 3 月在原就诊医院行 VIPD（长春地辛+去甲氧柔红霉素+培门冬酶+地塞米松）方案诱导治疗，获得第 1 次完全缓解（CR1）。之后，使用 CAM（环磷酰胺+阿糖胞苷+6 - 巯基嘌呤）和 HD - MTX（大剂量甲氨蝶呤）方案进行巩固强化治疗 2 次，同时进行常规腰椎穿刺和鞘内注射化疗（阿糖胞苷+甲氨蝶呤+地塞米松三联）以预防中枢神经系统白血病（CNSL）。并且，于 2015 年 8 月行标准全身放射治疗（total body irradiation，TBI）联合阿糖胞苷与环磷酰胺方案预处理后成功实施非血缘异基因脐带血造血干细胞移植（HSCT）治疗（女供男，血型 O^+ 供 A^+）。

2. 复发后治疗

2016 年 11 月，即脐带血 HSCT 术后 15 个月，患者定期复诊，骨髓细胞学检查发现原始幼稚淋巴细胞占 60%，提示脐带血 HSCT 术后复发。当时患者未接受任何挽救性治疗，于 2016 年 12 月转入安徽医科大学第二附属医院血液科要求行 CAR - T 细胞治疗。

CAR - T 细胞治疗

▓ 选择 CAR - T 细胞治疗的依据

患者诊断高危 B - ALL 明确，在外院行脐带血 HSCT 术 15 个月后复发，参考 NCCN 复发/难治性 Ph^- B - ALL 指南，推荐如下治疗方案：① 临床试验；② 抗体类药物；③ 强化疗。综合分析患者病情和诊疗经过，考虑其移植后复发化疗疗效很可能不佳，CD3/CD19 等抗体类药物无可及性，患者及其家属结合其经济承受能力积极要求行 CD19 CAR - T 细胞临床试验性治疗。

在获得知情同意后，行以下筛查。① 原发病评估：外周血免疫分型可测出 5.75% 的异常前体 B 淋巴细胞；骨髓细胞学可见 60% 的原始细胞；骨髓免疫分型可测出 62% 的异常前体 B 淋巴细胞。② 治疗靶点：流式细胞术确认白血病细胞表达 CD19 靶抗原。③ 体能状态：ECOG 评分为 2 分。④ 血细胞和 T 淋巴细胞水平：血常规提示 WBC 计数为 $11.99×10^9$/L，Ly 计数为 $4.34×10^9$/L，Hb 为 150 g/L，PLT 计数为 $123×10^9$/L，T 细胞亚群提示 $CD3^+$ 的 T 细胞占淋巴细胞的 70.10%，$CD3^+CD4^+$ 的 T 细胞占淋巴细胞的 42.80%，$CD3^+CD8^+$ 的 T 细胞占淋巴细胞的 23.40%。⑤ 脏器功能：心、肺、肝、肾等脏器功能正常，且无任何移植物抗宿主病（GVHD）表现。⑥ 感染：筛选未发现活动性感染和其他特殊感染。综合筛查结果，患者符合 CD19 CAR - T 细胞临床试验性治疗的基本条件。

■ 抽取患者外周血或分离单个核细胞

患者血常规提示 WBC 计数为 $11.99×10^9/L$，免疫细胞亚群检测也显示 $CD3^+$ T 淋巴细胞计数完全符合本研究项目体外制备自体 CAR－T 细胞需要的 T 淋巴细胞数量，故抽取外周血 100 ml 送往细胞制作中心，进行体外制作 CAR－T 细胞。7 天后，实验室回报 CAR－T 细胞制作顺利。

■ CAR－T 细胞回输前预处理方案的制订和实施

该患者处于青年阶段，一般情况良好，外周血血细胞指标均在正常范围内，故决定在采血后第 9 天使用标准 FC 方案（氟达拉滨 25 mg/m^2，第 1~3 天；环磷酰胺 400 mg/m^2，第 1~3 天）进行清除淋巴细胞的预处理。

■ 回输 CAR－T 细胞

采血后第 14 天时，按期回输自体 CD19 CAR－T 细胞 200 ml，剂量为 $5×10^6/kg$。

■ CAR－T 细胞治疗后的不良反应和疗效评价

患者回输 CAR－T 细胞后+3 天开始出现发热，高峰出现在+5 天（最高体温为 39.0℃），其余生命体征平稳且无其他特殊不适。动态监测提示 CAR－T 细胞扩增出现在+6 天（拷贝数为 $5.9×10^4$ copies/μg genomic DNA），诊断为 2 级 CRS，但无 ICANS 和 GVHD 表现，予以非甾体药物和糖皮质激素对症处理后 CRS 好转。CAR－T 细胞回输后+28 天时，行骨髓等检查评估疗效为第 2 次完全缓解（CR2）：骨髓细胞学未见原始细胞，骨髓流式 MRD 阴性，骨髓 E2A－PBX1 和 HOX11 基因均阴性，外周血流式 MRD 阴性。28 天内，CAR－T 细胞扩增高峰为 $1.1×10^5$ copies/μg genomic DNA；+ 28 天时，CAR 的基因片段拷贝数为 $6.0×10^4$ copies/μg genomic DNA。

■ 跟踪随访

患者自 2017 年 1 月回输 CAR－T 细胞至 2023 年 2 月，6 年多来患者定期回院评估病情，动态检测外周血中循环 CAR－T 细胞显示一直持续存留，CAR 的基因片段拷贝数波动在 10^2~10^5 copies/μg genomic DNA。但于 2018 年 7 月（CAR－T 细胞治疗后+1 年半），在行骨髓穿刺和腰椎穿刺等系统检查后，患者被评定为"孤立性中枢复发"（即脑脊液中白血病细胞比例为 63%）（图 2－5－1）。当时，患者先后接受了 2 次 VDCP 方案化疗，但每次化疗后均出现严重骨髓抑制（Ⅳ°）伴重症肺部感染，而后仅能依靠定期行腰椎穿刺和鞘内注射化疗来控制病情进展。然而，其间患者仍多次出现Ⅳ°骨髓抑制伴肺部或软组织等感染，而且脑脊液中白血病细胞比例持续进行性升高（从 63%升至 86%），提示患者对系统性全身化疗和频繁的鞘内注射治疗不敏感且耐受性差。因此,研究团队须重新考虑治疗方案,并调整治疗策略。

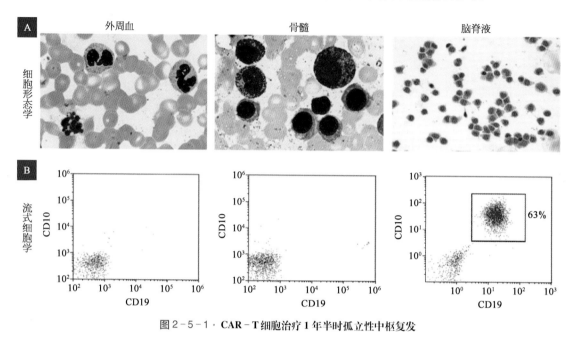

图 2-5-1·CAR-T细胞治疗 1 年半时孤立性中枢复发

A：细胞形态学检测结果显示外周血和骨髓未见白血病细胞,但脑脊液可见大量原始幼稚淋巴细胞;B：流式细胞学检测结果显示外周血和骨髓中未测出异常白血病细胞(MRD 阴性),但脑脊液可测出 63% 的白血病细胞且 CD19 阳性($CD19^+CD10^+$,方框内红色所示),框外蓝色代表正常淋巴细胞,灰色代表中性粒细胞等背景细胞。

通过回顾性系统分析患者孤立性中枢复发时的相关检测结果发现,当时外周血和骨髓中均能检测到 CAR-T 细胞存留,即 CAR 的基因片段拷贝数分别为 $8.3×10^3$ copies/μg genomic DNA 和 $3.0×10^3$ copies/μg genomic DNA,而脑脊液中却未能检测到 CAR-T 细胞存留 (图 2-5-2)。同时,相应时间点脑脊液中的 NK 细胞百分比(2.80%)显著低于外周血 (33.0%),而脑脊液中的 IL-8 浓度(693 pg/ml)显著高于外周血(0.61 pg/ml)(图 2-5-3)。综合分析认为,患者孤立性中枢复发与其脑脊液中的 CAR-T 细胞耗竭相关,其根本原因可能是脑脊液中由 NK 细胞减少和 IL-8 增多所组成的独特免疫炎症微环境不利于 CAR-T 细胞的存活和扩增。后续治疗策略或许可以通过免疫调节治疗来改善患者脑脊液中特殊的免疫炎症微环境,进而促进移植物抗白血病(graft versus leukemia, GVL)效应,增强 CAR-T 细胞扩增及其抗肿瘤能力。

根据对该患者病情特点和个体化潜在发病机制的分析,在与患者及其家属解释并签署知情同意后,自 2020 年 1 月起开始持续、规则口服免疫调节剂来那度胺(25 mg qd,每 28 天连续使用 10 天为 1 个疗程)进行免疫调节治疗,并且其间没有出现明显的 CRS、ICANS、GVHD 及骨髓抑制等表现。此后的定期检查显示,患者脑脊液中 NK 细胞比例逐渐上调,IL-8 浓度逐渐下调,且白血病细胞比例也逐渐降低(最低降至 10%)。该结果提示总体病情处于改善趋势且安全性好,优于既往静脉化疗和鞘内注射化疗。为了进一步增加来那度胺免疫调节治疗的

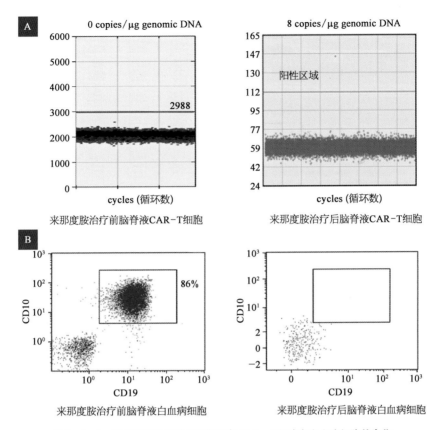

图2-5-2·来那度胺治疗前后脑脊液中CAR-T细胞和白血病细胞的变化

A：来那度胺治疗前后采用实时荧光定量聚合酶链反应(polymerase chain reaction，PCR)技术检测脑脊液中CAR-T细胞的变化，图中纵轴代表靶基因的荧光强度，横轴代表PCR扩增的循环数，红色和绿色横线均代表划分能否检出CAR-T细胞靶基因的荧光阈值，横线以下灰色和深灰色条带表示PCR扩增基线，即扩增后CAR-T细胞靶基因为阴性的信号区，横线以上表示扩增后CAR-T细胞靶基因为阳性的荧光信号区，该患者在来那度胺治疗前脑脊液中未检测出CAR-T细胞靶基因(0 copies/μg genomic DNA)，而来那度胺治疗2年半后采用同样方法从脑脊液中可检测出CAR-T细胞靶基因(8 copies/μg genomic DNA)；B：来那度胺治疗前后脑脊液中白血病细胞的变化，图中均为采用流式细胞术对脑脊液中白血病细胞进行检测的结果，方框内红色代表白血病细胞($CD10^+CD19^+$)，该患者在来那度胺治疗前脑脊液有86%的白血病细胞，而来那度胺治疗2年半后脑脊液中白血病细胞完全消失，方框外蓝色代表正常淋巴细胞，灰色代表中性粒细胞等背景细胞。

疗效，2022年1月起延长了来那度胺用药剂量(25 mg qd，每28天连续使用21天为1个疗程)。最终，于2022年7月(CAR-T细胞治疗后+5年半，来那度胺用药后+2年半)实现了脑脊液中NK细胞比例持续上调及IL-8浓度持续下调(图2-5-4)，且CAR-T细胞也首次被检出(8 copies/μg genomic DNA)。特别令人惊喜的是，白血病细胞消失了(图2-5-2)，而且此后未再从脑脊液中测出过白血病细胞，达到了髓内外的同步持续缓解。患者整个治疗过程和疗效评定结果如下(图2-5-5)。

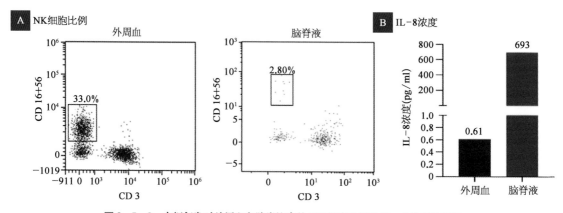

图 2-5-3·中枢复发时外周血和脑脊液中的 NK 细胞比例及 IL-8 浓度的差异

A：中枢复发时外周血中的 NK 细胞占淋巴细胞的比例为 33.0%，脑脊液中的 NK 细胞占淋巴细胞的比例只有 2.80%，图中方框内代表 NK 细胞，框外代表 NK 细胞之外的其他淋巴细胞；B：中枢复发时外周血中的 IL-8 浓度为 0.61 pg/ml，脑脊液中的 IL-8 浓度为 693 pg/ml。

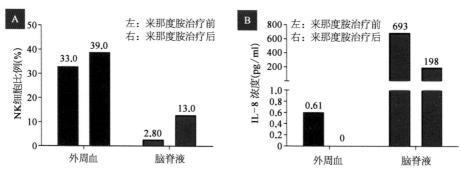

图 2-5-4·来那度胺治疗前后脑脊液中 NK 细胞和 IL-8 的变化

A：来那度胺治疗前脑脊液中的 NK 细胞比例显著低于外周血，治疗 2 年半后脑脊液中的 NK 细胞比例显著上调；B：来那度胺治疗前脑脊液中的 IL-8 浓度显著高于外周血，治疗 2 年半后脑脊液中的 IL-8 浓度显著下调。

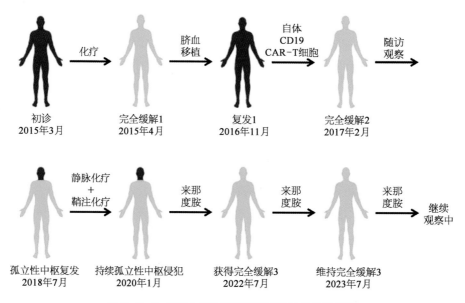

图 2-5-5·患者全部治疗过程和疗效评定结果示意图

讨论 和 总结

ALL是一种成人中发病率不高但病死率较高的血液系统恶性肿瘤[1,2]。近年来,随着新型靶向治疗药物的不断开发和应用,患者的缓解率和生存率均有所提高[3-5],但多数病例仍有较高的复发风险[6,7]。尽管复发后采用包括CAR-T细胞、HSCT在内的挽救性治疗[7-9],可获得很好的反应率和短期疗效,但仍然面临再复发与难治愈的挑战。目前,临床缺乏有效的维持长期无复发生存的治疗方式[10,11],尤其是对于HSCT和CAR-T细胞治疗后髓外复发的患者,几乎陷入无药可用的境况。本病例中的患者系脐带血HSCT复发后采用CAR-T细胞治疗获得再次缓解,且近1年半后不幸出现孤立性中枢复发。针对此类病例的相关治疗报道甚少,本团队通过详细分析患者的病灶免疫微环境特点,积极探索、寻找HSCT和CAR-T细胞治疗后发生孤立性中枢复发的可能机制,并在此基础上为患者制订了个体化的挽救性治疗方案,还取得了令人满意的疗效。

为什么ALL患者会发生孤立性中枢复发?有研究显示,白血病细胞可以利用各种途径和方式逃逸免疫系统的识别和杀伤。其中,最重要的途径之一是白血病细胞可以下调细胞毒性NK配体的表达,干扰NK细胞的识别功能,进而阻止NK细胞受体激活并降低其杀伤肿瘤细胞的功能[12]。此外,大量证据还显示,白血病细胞驱动的免疫细胞亚群变化也有助于免疫逃逸。尤其在中枢等具有天然免疫耐受屏障的特殊部位,过继性免疫细胞治疗很难发挥抗白血病效应,甚至会被白血病细胞诱导编辑,导致免疫抑制微环境的形成,以及过继性免疫细胞的无法生存和扩增。而源自外周循环中的白血病细胞则更容易进入免疫特赦区定植、扩增,并使之成为白血病复发进展的庇护所和发源地[12]。

该患者孤立性中枢复发时外周血和骨髓中均能检测出CAR-T细胞存留,而脑脊液中却检测不到CAR-T细胞存留。进一步通过系统检测免疫细胞亚群及其相关细胞因子发现,其最显著的免疫炎症特征是:外周血中的NK细胞比例维持在正常水平,但脑脊液中的NK细胞比例显著降低,同时脑脊液中的细胞因子IL-8浓度水平却又显著高于外周血。目前已知NK细胞可以增强B细胞和T细胞反应,且NK细胞数量减少或功能降低与恶性肿瘤患者的不良预后相关[13,14]。而IL-8是粒细胞趋化因子CXCL8,可通过募集免疫抑制细胞在肿瘤微环境中发挥多种免疫抑制功能,不仅有助于肿瘤微环境的重塑,还起着对化疗和免疫治疗的抵抗作用[15]。因此,本团队认为该患者脑脊液中的NK细胞比例显著降低和IL-8浓度显著升高可能是引起其局部环境下CAR-T细胞不能存留或加速耗竭,并促使孤立性中枢复发的重要因素。

当前,针对HSCT和CAR-T细胞治疗后孤立性CNS复发尚无明确有效的治疗方案。传统治疗方法包括鞘内注射化疗、大剂量甲氨蝶呤(HD-MTX)及大剂量阿糖胞苷(HD-Ara-C)化疗等,它们不仅疗效有限,而且大多数患者因前期已接受过清髓性大剂量化疗,无法再耐受强化疗或者频繁的有创性治疗了。来那度胺是一种口服的第2代免疫调节剂,主要用于治疗多发性骨髓瘤（multiple myeloma，MM）和 B 细胞非霍奇金淋巴瘤（B-cell non-Hodgkin's lymphoma，B - NHL）[16-18]。近期，有学者报道来那度胺还具有诱导 GVL 效应，allo - HSCT 后复发的白血病患者口服来那度胺有一定疗效且耐受性良好[19,20]。此外，来那度胺还可以延迟体内 CAR - T 细胞的耗竭并增强 CAR - T 细胞对 B - NHL 和 MM 的抗肿瘤能力[21,22]。由此可见，无论是对于 HSCT，还是对于 CAR - T 细胞治疗后复发的血液肿瘤，来那度胺均显示出良好的治疗潜力。

关于来那度胺抗白血病的确切作用机制尚不清楚。有研究报告，来那度胺在体内外可强化慢性淋巴细胞白血病（chronic lymphocytic leukemia，CLL）患者 NK 细胞的增殖并与临床反应相关[23,24]；细胞因子谱分析还显示，CLL 患者高水平的 IL - 8 基线值可作为使用来那度胺能够获得良好临床反应的预测因子[24]，故认为 NK 细胞比例和 IL - 8 浓度水平可以作为预测来那度胺治疗白血病患者是否有效的生物标志物。此外，来那度胺还可以穿透血脑屏障，发挥抗中枢神经系统肿瘤的作用[25,26]。以上均综合提示了来那度胺或许可以用来治疗白血病中枢复发。

该患者是在脐带血 HSCT 和 CAR - T 细胞治疗后，出现孤立性中枢复发。传统全身化疗和频繁的鞘内注射化疗均疗效差且患者无法耐受，但通过系统检测发现患者脑脊液中的 CAR - T 细胞显著耗竭，同时伴随着局部独特的免疫炎症微环境。因此，研究团队使用免疫调节剂来那度胺来调控、纠正患者的免疫抑制状态，以期重新激活 NK 细胞功能，降低 IL - 8 浓度，进而调动、发挥 GVL 效应，促进 CAR - T 细胞增殖并发挥功能。结果显示，该患者口服来那度胺 2 年半后，在维持外周血和骨髓持续缓解且没有明显 CRS、ICANS 及 GVHD 的情况下，脑脊液循环池中的 NK 细胞比例和 IL - 8 浓度如期向增强抗肿瘤方向转化，CAR - T 细胞如愿得到逐步扩增，白血病细胞也最终被有效清除，达到了理想的治疗效果。截至本书完稿，该患者在脐带血 HSCT 和 CAR - T 细胞治疗并孤立性中枢复发后，已长期存活了 4 年 7 个月，且仍处于持续髓内外缓解中。该病例的成功救治为 HSCT 和 CAR - T 细胞治疗后出现孤立性中枢复发的特殊类型白血病患者，提供了很好的经验和备选的治疗方案。

当然，必须强调的是：首先，在选择免疫调节治疗之前，需要对患者的病情和免疫状态进行全面、准确的评估。如果免疫测评提示白血病复发可能与患者免疫系统受损及 CAR - T 细胞耗竭密切相关，且病情允许通过来那度胺的免疫调节机制去纠正并重新激活患者的抗肿瘤免疫功能，可以考虑采用来那度胺单药进行治疗。其次，免疫调节治疗一般起效慢、疗程长，需要长期坚持、规则服药，才能逐渐显现临床效果。用药期间要定期观测病情变化并平衡利弊，必要时也可适当调整剂量、疗程，或者联合其他药物进行综合治疗。

· 参考文献 ·

[1] Siegel R L, Miller K D, Fuchs H E, et al. Cancer statistics, 2021[J]. CA：A Cancer Journal for Clinicians, 2021, 71(1)：7 - 33.

［2］Sive J I, Buck G, Fielding A, et al. Outcomes in older adults with acute lymphoblastic leukaemia（ALL）: results from the international MRC UKALL XII/ECOG 2993 trial［J］. British Journal of Haematology, 2012, 157(4): 463－471.

［3］Paul S, Rausch C R, Nasnas P E, et al. Treatment of relapsed/refractory acute lymphoblastic leukemia［J］. Clinical Advances in Hematology and Oncology, 2019, 17(3): 166－175.

［4］Bassan R, Hoelzer D. Modern therapy of acute lymphoblastic leukemia［J］. Journal of Clinical Oncology, 2011, 29(5): 532－543.

［5］Gökbuget N, Dombret H, Ribera J-M, et al. International reference analysis of outcomes in adults with B-precursor Ph-negative relapsed/refractory acute lymphoblastic leukemia［J］. Haematologica, 2016, 101(12): 1524－1533.

［6］Fielding A K, Richards S M, Chopra R, et al. Outcome of 609 adults after relapse of acute lymphoblastic leukemia（ALL）: an MRC UKALL12/ECOG 2993 study［J］. Blood, 2007, 109(3): 944－950.

［7］Gökbuget N, Stanze D, Beck J, et al. Outcome of relapsed adult lymphoblastic leukemia depends on response to salvage chemotherapy, prognostic factors, and performance of stem cell transplantation［J］. Blood, 2012, 120(10): 2032－2041.

［8］Davila M L, Brentjens R J. CD19-Targeted CAR T cells as novel cancer immunotherapy for relapsed or refractory B-cell acute lymphoblastic leukemia［J］. Clinical Advances in Hematology and Oncology, 2016, 14(10): 802－808.

［9］An F, Wang H, Liu Z, et al. Influence of patient characteristics on chimeric antigen receptor T cell therapy in B-cell acute lymphoblastic leukemia［J］. Nature Communications, 2020, 11(1): 5928.

［10］Gökbuget N, Hoelzer D. Meningeosis leukaemica in adult acute lymphoblastic leukaemia［J］. Journal of Neuro-Oncology, 1998, 38: 167－180.

［11］Paul S, Short N J. Central nervous system involvement in adults with acute leukemia: diagnosis, prevention, and management［J］. Current Oncology Reports, 2022, 24(4): 427－436.

［12］Pastorczak A, Domka K, Fidyt K, et al. Mechanisms of immune evasion in acute lymphoblastic leukemia［J］. Cancers, 2021, 13(7): 1536.

［13］Shimasaki N, Jain A, Campana D. NK cells for cancer immunotherapy［J］. Nature Reviews Drug Discovery, 2020, 19(3): 200－218.

［14］Albertsson P A, Basse P H, Hokland M, et al. NK cells and the tumour microenvironment: implications for NK-cell function and anti-tumour activity［J］. Trends in Immunology, 2003, 24(11): 603－609.

［15］Han Z-J, Li Y-B, Yang L-X, et al. Roles of the CXCL8-CXCR1/2 axis in the tumor microenvironment and immunotherapy［J］. Molecules, 2021, 27(1): 137.

［16］Facon T, Kumar S, Plesner T, et al. Daratumumab plus lenalidomide and dexamethasone for untreated myeloma［J］. New England Journal of Medicine, 2019, 380(22): 2104－2115.

［17］Salles G, Duell J, Barca E G, et al. Tafasitamab plus lenalidomide in relapsed or refractory diffuse large B-cell lymphoma（L-MIND）: a multicentre, prospective, single-arm, phase 2 study［J］. The Lancet Oncology, 2020, 21(7): 978－988.

［18］Wang M, Fowler N, Wagner-Bartak N, et al. Oral lenalidomide with rituximab in relapsed or refractory diffuse large cell, follicular and transformed lymphoma: a phase II clinical trial［J］. Leukemia, 2013, 27(9): 1902－1909.

［19］Liang D, Wei C, Zhang X, et al. Efficacy of lenalidomide for relapsed or refractory T lymphoblastic lymphoma/leukemia after allogeneic hematopoietic stem cell transplantation［J］. Leukemia and Lymphoma, 2021, 62(10): 2521－2525.

［20］Vinodhini M, Punatar S, Gokarn A, et al. Lenalidomide as a potent inducer of graft versus Leukemia effect in patients with hematologic malignancies at high risk of relapse post allogeneic stem cell transplant［J］. Indian Journal of Hematology and Blood Transfusion, 2021, 37(3): 500－502.

［21］Ping N, Qu C, Li M, et al. Overall survival benefits provided by lenalidomide maintenance after chimeric antigen receptor T cell therapy in patients with refractory/relapsed diffuse large B-cell lymphoma［J］. Annals of Translational Medicine, 2022, 10(6): 298.

［22］Zhao G, Wei R, Feng L, et al. Lenalidomide enhances the efficacy of anti-BCMA CAR-T treatment in relapsed/refractory multiple myeloma: a case report and revies of the literature［J］. Cancer Immunology, Immunotherapy, 2022, 71(1): 39－44.

［23］ Acebes-Huerta A, Huergo-Zapico L, Gonzalez-Rodriguez A P, et al. Lenalidomide induces immunomodulation in chronic lymphocytic leukemia and enhances antitumor immune responses mediated by NK and CD4 T cells［J］. BioMed Research International, 2014, 2014：1－11.

［24］ Chanan-Khan A A, Chitta K, Ersing N, et al. Biological effects and clinical significance of lenalidomide-induced tumour flare reaction in patients with chronic lymphocytic leukaemia：in vivo evidence of immune activation and antitumour response［J］. British Journal of Haematology, 2011, 155(4)：457－467.

［25］ Rubenstein J L, Geng H, Fraser E J, et al. Phase 1 investigation of lenalidomide/rituximab plus outcomes of lenalidomide maintenance in relapsed CNS lymphoma［J］. Blood Advances, 2018, 2(13)：1595－1607.

［26］ Grommes C, Nayak L, Tun H W, et al. Introduction of novel agents in the treatment of primary CNS lymphoma［J］. Neuro-Oncology, 2019, 21(3)：306－313.

（陶千山）

CD19 CAR－T细胞治疗 1例孤立性中枢复发的 B－ALL

患者一般情况

患者,女,初诊时20岁,身高168 cm,体重51 kg,学生,汉族,安徽籍。

CAR－T细胞治疗前诊疗经过

■ 诊断

1. 主要症状和体征

患者于2017年11月因"乏力伴四肢皮肤散在瘀斑10天"就诊当地医院。当时查体:神志清楚,精神尚可,贫血貌,心肺听诊无明显异常,肝脾肋下未触及,四肢皮肤黏膜可见散在瘀斑,神经系统无明显异常阳性体征。

2. 普通实验室检查

血常规提示白细胞分类异常、贫血、血小板减少(WBC计数为7.24×10^9/L,NEUT计数为0.7×10^9/L,Hb为72 g/L,PLT计数为37×10^9/L)。

3. 特殊检查

外周血免疫分型检出92%的原始幼稚淋巴细胞。进一步完善骨髓MICM检查,骨髓细胞形态学:原始幼稚淋巴细胞约占95.5%,提示为ALL。骨髓免疫分型:可见一群$CD45^{dim}$异常细胞,约占有核细胞的94.7%,分析系列抗原表达显示为前体B淋巴细胞。骨髓细胞染色体核型分析:46,XX[20]。融合基因筛查:*E2A－PBX1*阳性。骨髓病理:提示ALL。

4. 诊断

急性B淋巴细胞白血病(B－ALL, Common B,*E2A－PBX1*阳性,高危)。

▌ 治疗

1. 初诊后治疗

确诊后在外院接受 VICLP（长春新碱+去甲氧柔红霉素+环磷酰胺+左旋门冬酰胺酶+泼尼松）方案进行首次诱导化疗。化疗结束后复查骨髓细胞，形态学报告缓解骨髓象，流式检测 MRD 阴性，$E2A - PBX1$ 融合基因阴性。同时，行腰椎穿刺和鞘内注射来预防 CNSL，且脑脊液检查未见明显异常，评估疗效为完全缓解（CR1）。随后，分别按法国成人 ALL 研究组（Group for Research on Adult Acute Lymphoblastic Leukemia，GRAALL）- 2003[1] block1 方案（阿糖胞苷 2 g/m^2，每 12 小时 1 次，第 1、2 天；地塞米松 10 mg，每 12 小时 1 次，第 1、2 天）及 block2 方案（甲氨蝶呤 3 g/m^2，第 15 天；长春地辛 3 mg，第 15 天；培门冬酶 3 750 U，第 16 天；6 - 巯基嘌呤 60 mg/m^2，第 15~21 天；重组人粒细胞刺激因子 150 μg/m^2，第 22~27 天）巩固化疗。接着，于 2018 年 2 月，行异基因造血干细胞移植术，干细胞来源为非血缘脐带血（血型：供者 O 型受者 B 型，性别：供者男性，HLA 配型 7/10 相合）。移植后，定期就诊原移植医院复查各项指标，持续 14 个月左右均提示患者处于缓解状态，一直未出现 GVHD 表现。

2. 复发后治疗

2019 年 4 月（移植后+14 个月），患者因"头痛伴视物模糊 10 天"就诊于原治疗医院，立即行腰椎穿刺检查。颅内压高达 300 mmH_2O。脑脊液常规：有核细胞计数为 339.0×10^6/L↑，单个核细胞百分率为 98.2%↑。脑脊液生化：蛋白为 0.25 g/L↑。脑脊液涂片找异常细胞：检出原始幼稚样细胞。骨髓细胞形态学检查提示未检出原始幼稚淋巴细胞。综合检查结果，判断为异基因造血干细胞移植后孤立性中枢复发，立即予以鞘内注射化疗药和静滴甘露醇脱水以降低颅内压等对症治疗，但患者头痛及视物模糊症状无明显改善。之后，多次行腰椎穿刺和鞘内注射化疗，但颅内压仍高于 180 mmH_2O，且脑脊液仍可检出原始幼稚样细胞。随后，患者要求行 CAR - T 细胞治疗而转入安徽医科大学第二附属医院血液科。

CAR - T 细胞治疗

▌ 选择 CAR - T 细胞治疗的依据

患者异基因造血干细胞移植后孤立性中枢复发，予以鞘内注射化疗后头痛及视物模糊症状、高颅内压无明显改善，脑脊液仍可检出原始幼稚样细胞，此类患者可以考虑使用 CAR - T 细胞等新药研究性治疗，并且患者和家属要求接受 CD19 CAR - T 细胞临床试验治疗的意愿也非常强烈。

因此，在签署知情同意书后，开始对患者进行初步筛查和评估。① 原发病评估：骨髓细胞形态学未检出原始淋巴细胞;骨髓免疫分型测出 2% 左右的前体 B 淋巴细胞(CD10$^+$CD19$^+$ CD45^{dim}),呈典型分化趋势,未测出异常免疫表型的白血病细胞;骨髓染色体核型分析为 46, XY [20];ALL 相关融合基因筛查未检出异常基因;脑脊液检查可见原始幼稚淋巴细胞。 ② 治疗靶点:流式细胞术检出脑脊液中存在显著异常的原始 B 淋巴细胞,且表面 CD19$^+$。 ③ 体能状态:ECOG 评分为 1 分。④ 血细胞和 T 淋巴细胞水平:WBC 计数为 7.21×10^9/L, NEUT 计数为 3.69×10^9/L,Ly 计数为 2.30×10^9/L,Hb 为 104 g/L,PLT 计数为 136×10^9/L;CD3$^+$ T 淋巴细胞百分比为 47.50%。⑤ 脏器功能:心、肝、肾等脏器功能正常。⑥ 感染:无活动性 或其他特殊感染。⑦ 血清和尿妊娠试验阴性。⑧ 无 GVHD 表现。综合分析各项骨髓和外周 血细胞的检测结果,考虑患者骨髓及循环血中未检出异常白血病细胞,但脑脊液中可检出白血 病细胞,确认为孤立性中枢复发,符合 CD19 CAR - T 细胞试验性治疗入组条件。

▨ 抽取患者外周血或分离单个核细胞

根据研究方案将制备 CAR - T 细胞前需要的 CD3$^+$ T 淋巴细胞数量进行换算后,于 2019 年 4 月 29 日采集患者外周血 100 ml 用于体外制备 CAR - T 细胞。1 周后与实验室沟通,CAR - T 细胞制备顺利。

▨ CAR - T 细胞回输前预处理方案的制订和实施

因患者采集外周血时的淋巴细胞计数及血小板指标均在正常范围内,故在回输 CAR - T 细胞前采用标准的 FC(氟达拉滨+环磷酰胺)方案进行预处理来清除淋巴细胞。预处理后,回 输 CAR - T 细胞前复查骨髓和脑脊液等,骨髓和外周血均未测出异常白血病细胞,且 *E2A - PBX1* 基因阴性。脑脊液细胞涂片仍可见原始幼稚样细胞,流式细胞术检出 36.0% 的异常 B 淋 巴细胞(图 2 - 6 - 1A)。

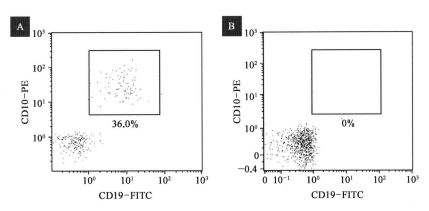

图 2 - 6 - 1 · CAR - T 细胞治疗前后流式检测脑脊液中的异常白血病细胞

A:CAR - T 细胞治疗前脑脊液中可测出异常白血病细胞(CD10$^+$CD19$^+$,方框内红色所示)占 全部有核细胞的 36%;B:CAR - T 细胞治疗后脑脊液中的异常白血病细胞消失(0%);方框外 蓝色代表正常淋巴细胞,灰色代表中性粒细胞等背景细胞。

■ 回输 CAR－T 细胞

2019 年 5 月 13 日,输注质检合格的自体 CD19 CAR－T 细胞,回输细胞总量为 2.5×10^6/kg。

■ CAR－T 细胞治疗后的不良反应和疗效评价

输注后 2 周内未出现 38℃以上发热,也无血压降低及血氧饱和度下降,评估 CRS 为 0 级。未出现意识障碍、癫痫等神经系统异常症状,评估 ICANS 为 0 级。输注后+1 个月复查,血常规三系正常,外周血 MRD 阴性。骨髓细胞涂片和流式均未测出异常淋巴细胞。脑脊液细胞涂片和流式也未检出异常原始幼稚细胞(图 2－6－1B)。评估原发病达第 2 次完全缓解状态(CR2),同时脑脊液检查也显示 CAR－T 细胞存留为阳性。

■ 跟踪随访

输注后+2 个月,复查骨髓穿刺及腰椎穿刺检查提示仍为 CR 状态,但此时外周血和脑脊液中均未检出 CAR－T 细胞,建议后期序贯第 2 次造血干细胞移植术治疗,但直系亲属配型均未成功。与患者及家属反复沟通,建议患者积极在非直系亲属或中华骨髓库中寻找造血干细胞供者,但患者及家属均拒绝。而后长期随访,每 4 个月左右予以半疗程 VCP(长春新碱+环磷酰胺+泼尼松)方案维持治疗,同时行腰椎穿刺和鞘内注射以预防复发。其间复查骨髓穿刺和腰椎穿刺,结果提示处于持续完全缓解状态(末次复查时间为 2023 年 2 月 17 日)。

讨论 ㊎ 总结

对于有孤立性中枢神经系统侵犯的复发/难治性 B－ALL 患者,传统的治疗方法包括鞘内注射化疗药物、以大剂量甲氨蝶呤为主的全身化疗、局部放疗等,但均无法完全保证疗效,且存在不同程度的不良反应。随着免疫细胞治疗时代的到来,CAR－T 细胞治疗为这部分患者带来了新的选择。在一项多中心的临床试验中,48 例合并中枢侵犯的复发/难治性 B－ALL 患者在接受靶向 CD19 CAR－T 细胞治疗后,中枢神经系统的缓解率达到 85.4%,中位无事件生存(event-free survival, EFS)和中位总生存期分别达到 8.7 个月和 16.0 个月,其中 11 例(22.9%)患者在不良反应方面出现了 3~4 级的神经系统毒性[2]。另一项针对儿童合并中枢侵犯的复发/难治性 B－ALL 患者的临床实验中,12 例儿童患者中有 11 例(91.7%)达到了完全缓解,其中 4 例(33.3%)患者出现了 3~4 级的神经系统毒性[3]。

本例患者在接受 CAR－T 细胞治疗之前,曾接受脐带血造血干细胞移植术,14 个月后因"头痛、视物模糊"行相关检查确认孤立性中枢神经系统复发。在予以传统治疗方法失败后,采用靶向 CD19 CAR－T 细胞挽救性治疗,患者症状终于获得缓解,且定期复查脑脊液均未发现白血病细胞。综合相关临床研究报道及本病例的诊疗过程,表明CD19 CAR-T细胞治疗中枢神经系统B-ALL疗效确切,但需高度重视安全性问题,警惕ICANS等不良反应的发生。尽管本例患者治疗过程非常顺利平安,但总体分析CAR-T细胞治疗中枢神经系统白血病时严重神经系统不良反应的发生率可能更高,治疗前后需做好应对和防范措施,尽量避免或减少神经系统受损等不良后果。

CD19 CAR-T细胞在治疗复发/难治性B-ALL获得缓解后,如果不进一步采取适当的巩固和维持治疗,半数以上的患者会相继复发。该患者在输注CAR-T细胞2个月后从外周血和脑脊液中均未检出CAR-T细胞,提示患者体内CAR-T细胞可能已经丢失,再复发的风险较高。关于CAR-T治疗缓解后如何避免再复发的问题,目前尚在探索中,多数观点仍然推荐序贯造血干细胞移植术治疗[4]。该患者由于前期已接受脐带血移植,很难在直系亲属中找到供者,且拒绝从公益慈善骨髓库中寻找合适供者,因此无法实施第2次移植。在这种情况下,本研究团队采用半疗程VCP方案联合腰椎穿刺和鞘内注射的方案以维持治疗、预防复发。此方案对该患者似乎显示出良好效果,迄今无复发生存已超过4年,期望今后能够在更多的患者中进行尝试和验证。此外,该病例还提醒我们,在靶向免疫细胞治疗的时代,如果高危复发的血液肿瘤患者需要并能够接受异基因造血干细胞移植治疗,其如何选择最佳供者可能需要更多的思考。

参考文献

[1] Huguet F, Leguay T, Raffoux E, et al. Pediatric-inspired therapy in adults with Philadelphia chromosome-negative acute lymphoblastic leukemia: the GRAALL-2003 study[J]. Journal of Clinical Oncology, 2009, 27(6): 911-918.

[2] Qi Y, Zhao M, Hu Y, et al. Efficacy and safety of CD19-specific CAR T cell-based therapy in B-cell acute lymphoblastic leukemia patients with CNSL[J]. Blood, 2022, 139(23): 3376-3386.

[3] Tan Y, Pan J, Deng B, et al. Toxicity and effectiveness of CD19 CAR T therapy in children with high-burden central nervous system refractory B-ALL[J]. Cancer Immunology, Immunotherapy, 2021, 70(7): 1979-1993.

[4] Dholaria B, Savani B N, Huang X J, et al. The evolving role of allogeneic haematopoietic cell transplantation in the era of chimaeric antigen receptor T-cell therapy[J]. British Journal of Haematology, 2021, 193(6): 1060-1075.

(安福润)

1 例 CD19 CAR－T 细胞治疗复发 B－ALL 患者脑脊液中 CAR－T 细胞的动态分析

患者一般情况

患者,男,初诊时 36 岁,身高 169 cm,体重 68 kg,无业,汉族,安徽籍。既往有高血压病(3级,高危)和陈旧性心肌梗死病史。

CAR－T 细胞治疗前诊疗经过

▓ 诊断

1. 主要症状和体征

患者于 2019 年 12 月因"头晕、乏力 10 余天"就诊外院,当时查体:重度贫血貌,左颈部可触及肿大淋巴结,大小约 3 cm×2 cm,质韧,无压痛,活动度差,无其他阳性体征。

2. 普通实验室检查

血常规提示淋巴细胞增多伴贫血、血小板减少(因未见报告单,具体数值不详)。

3. 特殊检查

骨髓细胞形态学:骨髓增生明显活跃,可见大量原始幼稚淋巴细胞,占骨髓有核细胞的81%,提示为 ALL。骨髓细胞免疫分型:急性 B 淋巴细胞白血病(B－ALL,Common－B)。骨髓染色体核型分析:47,XY,+X/46,XY。白血病相关融合基因均为阴性。颈部淋巴结病理活检提示急性 B 淋巴细胞白血病/淋巴母细胞淋巴瘤。

4. 诊断

根据患者在外院的诊疗资料,初诊时诊断为急性 B 淋巴细胞白血病/淋巴母细胞淋巴瘤(标危);高血压病(3 级,高危);陈旧性心肌梗死。

▓ 治疗

1. 初诊后治疗

患者确诊 B-ALL 后,立即在外院行 VDP(长春新碱+多柔比星+泼尼松)方案诱导治疗,获得首次完全缓解(CR1)。随后,在外院按标准方案巩固强化治疗 8 个疗程,具体方案依次为:CAM(环磷酰胺+阿糖胞苷+6-巯基嘌呤)方案第 1 疗程巩固、大剂量甲氨蝶呤方案第 2 疗程巩固、VDCLP(长春新碱+多柔比星+环磷酰胺+左旋门冬酰胺酶+地塞米松)方案第 3 疗程巩固、CAM 方案第 4 疗程巩固、大剂量甲氨蝶呤联合左旋门冬酰胺酶第 5~7 疗程巩固、COATP(环磷酰胺+长春新碱+阿糖胞苷+6-巯基嘌呤+地塞米松)方案第 8 疗程巩固,同时行腰椎穿刺和鞘内注射来预防 CNSL。患者于第 2 疗程巩固化疗期间出现急性肾功能不全,通过急诊透析、补液、护肾治疗后,肾功能恢复。化疗期间,原发病均处于形态学缓解状态,持续缓解时间近 11 个月。

2. 复发后治疗

2021 年 2 月 18 日,患者在外院复查骨髓细胞形态学提示骨髓增生活跃,原始幼稚淋巴细胞占 61%,提示原发病复发。为求进一步诊治,患者于 2021 年 2 月 22 日转入安徽医科大学第二附属医院血液科,要求行 CAR-T 细胞治疗。

CAR-T 细胞治疗

▓ 选择 CAR-T 细胞治疗的依据

患者诊断 B-ALL 明确,严格按标准方案治疗后出现复发,这种情况下若继续采取传统治疗方案能够获得缓解的可能性小。参考 NCCN 成人 ALL 诊疗指南,此类患者可以使用 CAR-T 细胞等新药,且患者及家属积极要求加入 CD19 CAR-T 细胞临床试验性治疗。

与患者签署知情同意书后,开始对患者进行以下筛查和评估。① 原发病评估:骨髓细胞学提示骨髓增生活跃,原始幼稚淋巴细胞占 43.5%;骨髓细胞免疫分型提示原始幼稚淋巴细胞占全部有核细胞的 72%,免疫表型为 $CD34^+CD10^+CD19^+CyCD79a^+CD20^-HLA-DR^+CD71^+CD38^+CD45^{dim}$;外周血免疫分型未见异常淋巴细胞;骨髓染色体核型分析显示正常核型(46,XY);44 种白血病相关融合基因阴性;颈胸腹盆 CT 未见异常肿大淋巴结。② 治疗靶点:流式细胞术确认白血病细胞表面靶抗原 $CD19^+$。③ 体能状态:ECOG 评分为 2 分。④ 血细胞和 T 淋巴细胞水平:血常规显示 WBC 计数为 $3.01×10^9/L$,Hb 为 137 g/L,PLT 计数为 $150×10^9/L$,但 $CD3^+T$ 淋巴细胞偏低($0.49×10^9/L$)。⑤ 脏器功能:鉴于患者既往有高血压及陈旧性心肌梗死病史,为避免 CAR-T 细胞回输后发生严重心血管事件,对患者心脏结构及功能也进行了全面评估。相关检测提示心电图可见下壁异常 Q 波,但患者无心悸、胸闷症状,心肌酶谱、心房利钠肽正常,且心脏彩超未见室壁瘤形成,左心室射血分数为 66%(CAR - T 细胞治疗要求左心室射血分数≥50%)。请专科会诊考虑为心肌陈旧性病变,目前 24 小时动态血压基本正常。同时,对肝脏、肾脏、肺等脏器功能评估也未见明显异常。⑥ 感染:评估无活动性感染及其他特殊感染。综合筛查结果,患者符合 CD19 CAR - T 细胞临床试验性治疗的基本条件。

▧ 抽取患者外周血或分离单个核细胞

该患者外周血 T 细胞计数偏低,根据研究方案将制备 CAR - T 细胞前需要的 CD3$^+$ T 淋巴细胞数量进行换算,如果直接抽取外周血,需要采血的量较大,患者很难耐受。因此,利用细胞分离机采集患者外周血单个核细胞(PBMC)200 ml,内含足够数量的 T 淋巴细胞,并送往实验室用于制备 CAR - T 细胞。

▧ 体外制备 CAR - T 细胞质量的预评价

外周血单个核细胞采集后第 7 天,实验室回报 CAR - T 细胞生长良好,制备过程顺利。

▧ CAR - T 细胞回输前预处理方案的制订和实施

鉴于患者白血病负荷不高,所以未桥接化疗,而是在 PBMC 采集术后 +9 天使用标准剂量 FC(氟达拉滨+环磷酰胺)方案来完成清除淋巴细胞的预处理。PBMC 采集术后 +14 天,根据患者体重和 CD19 CAR 的转染率进行计算后,回输 CD19 CAR - T 细胞 $2×10^6$/kg。同时,为评估中枢神经系统病变,回输前行腰椎穿刺术,获取适量脑脊液(cerebrospinal fluid,CSF)后送检,形态学及流式报告结果均未见异常。

▧ CAR - T 细胞治疗后的不良反应和疗效评价

回输后 +3 天,患者出现发热,最高体温为 38.3℃,无胸闷、呼吸困难,监测血压、氧饱和度正常,CRP、PCT 等炎症因子未见升高,肝肾功能、凝血指标无异常,予以布洛芬口服可有效退热。回输后 +7 天,患者出现持续高热,体温最高达 40℃,伴胸闷、呼吸急促,监测血压偏低,血氧饱和度下降(85%),炎症因子 IFN - α、IL - 2、IL - 6、IL - 8、IFN - γ 升高,且以 IL - 6、IFN - γ 升高最显著。同时,生化检查提示肝肾功能、凝血指标明显异常、铁蛋白最高升至 99 687 μg/L,立即予以吸氧、甲泼尼龙退热、多巴胺单药升压、加强补液等处理后好转,评估为 3 级 CRS,合并凝血功能障碍及肿瘤溶解综合征,无 ICANS(图 2 - 7 - 1A~C)。回输后 +14 天,患者体温恢复正常,但造血尚未恢复(NEUT 计数为 $0.65×10^9$/L,PLT 计数为 $54×10^9$/L)。检测外周血、骨髓及脑脊液均未测出原始幼稚淋巴细胞,初步评估疗效为完全缓解伴不完全血细胞计数恢复(CRi)。回输后 +28 天,血常规提示造血恢复(ANC 为 $2.29×10^9$/L,PLT 计数为 $379×10^9$/L),外周血涂片和流式检测未测出异常白血病细胞,骨髓细胞学检查提示骨髓增生活跃,未见原始幼稚淋巴细胞;骨髓流式检测微小残留病灶(MRD)阴性,无髓外白血病侵犯。随访4周无复发,疗效评估 CR(MRD 阴性)。

▓ CAR－T细胞体内动力学

采用流式细胞术监测患者体内循环CAR－T细胞,结果显示:回输后+3 天,患者外周血中即可检测到少量 CAR－T 细胞(0.17%,占总 T 细胞比例);随后迅速扩增,回输后 +17 天 CAR－T细胞扩增达峰值(89.28%),其后缓慢下降,至回输后+28 天外周血中仍可测出 62.56% 的 CAR－T 细胞;直至回输后+6 个月,外周血中的循环CAR－T细胞未能检出(图 2－7－1D)。

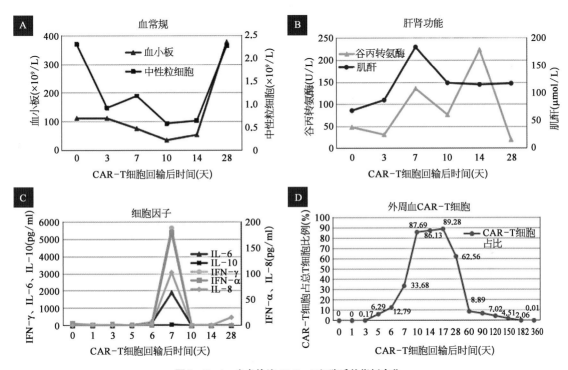

图 2－7－1·患者输注 CAR－T 细胞后的指标变化

A~C:CAR－T 细胞回输后+28 天内患者血常规、肝肾功能及细胞因子变化曲线;D:CAR－T 细胞回输后 1 年内患者外周血中 CAR－T 细胞变化曲线。

▓ CAR－T细胞在脑脊液中的存留和水平变化

该患者复发后疾病进展很快,且初诊时所在医院病历资料提示患者曾有白血病髓外(淋巴结)侵犯病史,因此继发 CNSL 的风险很高。为了早期预防 CNSL,同时了解 CAR－T 细胞能否进入脑脊液及其在脑脊液中的分布、代谢与外周血中CAR－T 细胞之间的关系,该患者在回输 CAR－T 细胞后,定期行腰椎穿刺监测脑脊液中有无白血病细胞及 CAR－T 细胞的渗透水平和动态变化趋势。结果显示:CAR－T 细胞回输后近 1 年时间内,脑脊液中均未发现白血病细胞。回输后+3 个月,脑脊液中检出 CAR－T 细胞,并于回输后+4 个月达高峰,对比同期外周血中的 CAR－T 细胞比例,可见 CAR－T 细胞在脑脊液中的出现及扩增相对滞后,且扩增峰值低于外周血(图 2－7－2A)。进一步比较两者的细胞因子变化,可见脑脊液中的白细胞介素-8(interleukin-8, IL-8)浓度明显高于外周血,且在 CAR－T 细胞回输后+5 个月,脑脊液中的 CAR－T 细胞达高峰后显著降低(图 2－7－2B)。

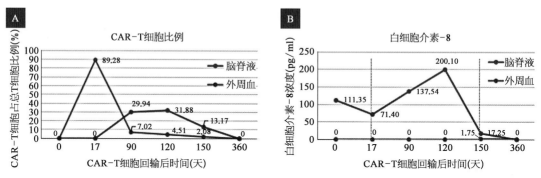

图 2－7－2·CAR－T 细胞和白细胞介素-8 浓度水平在外周血及脑脊液中的变化趋势

A：回输后+17 天 CAR－T 细胞在外周血中扩增达高峰,+90 天脑脊液中检测到较高水平的 CAR－T 细胞;B：脑脊液中白细胞介素-8 浓度明显高于外周血,且在 CAR－T 细胞回输后+5 个月,脑脊液中的 CAR－T 细胞达高峰后显著降低。

▒ 跟踪随访

截至 2023 年 7 月最新随访记录,患者一直处于持续缓解状态。其间监测外周血 CAR－T 细胞,结果显示回输+3 个月起 CAR－T 细胞明显下降,为延缓 CAR－T 细胞耗竭,予以 PD－1 单抗(每 3 周给药 1 次)。因患者用药后出现反应性皮肤毛细血管增生,使用 2 次后即停用。至+12 个月时,监测体内外周血中 CAR－T 细胞基本消失,虽然后期未能实施异基因造血干细胞移植术或采用其他药物辅助维持治疗,但患者已持续完全缓解 2 年余。

讨论和总结

该患者确诊为 B－ALL 后接受了标准规范化治疗,其间曾经历过急性肾功能不全、重症肺部感染等严重并发症,关键是在缓解后 1 年即复发,且复发时疾病进展迅速,如果再次使用化疗方案重新诱导,预测患者很难耐受,达到缓解的概率也有限。在这种情况下,患者及时接受了 CD19 CAR－T 细胞治疗。虽然治疗期间发生了 3 级 CRS、凝血功能紊乱等严重不良反应,但经积极处理后均能控制,并最终获得 MRD 阴性的 CR。目前,获批上市用于治疗复发/难治性成人 B－ALL 的 CAR－T 细胞产品(brexucabtagene autoleucel)缓解率为 71%,中位生存期为 18.2 个月,且无论是否接受过造血干细胞移植,无复发生存期的中位数均为 11.6 个月[1]。而本病例迄今已持续无复发生存 2 年余,并观察到了 CAR－T 细胞在外周血中大量扩增,还在体内存留维持长达半年的时间,而这可能是该患者治疗后能迅速获得缓解,并长期无复发生存的主要原因。

其次，该患者初诊时即出现白血病髓外（淋巴结）侵犯，因此继发 CNSL 的风险很高。据文献报道，大约 1% 的 B-ALL 患者会在缓解期出现白血病中枢神经系统侵犯[2]，而能穿透血脑屏障并到达脑脊液及脑实质的药物有限，这使得该部位成了白血病细胞的"庇护所"，以及复发的主要根源之一。由于 CAR-T 细胞疗法存在一些独特毒性（包括 ICANS），既往 CAR-T 细胞治疗的临床试验往往将伴有 CNSL 的 B-ALL 排除在外。2017 年，一例合并中枢侵犯的弥漫大 B 细胞淋巴瘤（diffuse large B-cell lymphoma, DLBCL）患者成功地接受了 CD19 CAR-T 细胞治疗，且未出现严重神经系统毒副作用[3]，证明了 CAR-T 细胞可以穿过血脑屏障并在中枢神经系统中发挥抗肿瘤作用。而在中枢白血病的治疗中，已有多项回顾性和前瞻性临床研究证实了 CAR-T 细胞的疗效和安全性。国内徐开林教授团队开展的一项多中心临床研究，探索了靶向 CD19 CAR-T 细胞疗法用于 48 例 r/r B-ALL 合并 CNSL 患者的疗效及安全性，结果表明骨髓（bone marrow, BM）的总缓解率为 87.5%，CNSL 的缓解率为 85.4%[4]，提示了 CAR-T 细胞疗法可在 BM 和 CNS 中获得相似的高缓解率，且安全可靠。本病例虽多次行腰椎穿刺，脑脊液中均未检测到白血病细胞，但可见 CAR-T 细胞从外周血向脑脊液中迁移，再结合脑脊液中 IL-8 浓度比例的变化及本书病例 5 对脑脊液中白血病细胞与 IL-8 的相关性分析，推测患者可能存在潜在的 CNSL 或发生 CNSL 的高风险，而回输 CAR-T 细胞后有效遏制或防止了临床 CNSL 的发生。

总之，本病例再次显示了 CAR-T 细胞治疗 r/r B-ALL 的确切疗效，还通过客观检测数据证明了 CAR-T 细胞能够突破血脑屏障并进入中枢神经系统内，表明 CAR-T 细胞治疗有可能成为治疗和预防中枢神经系统肿瘤的一种新方法。

· 参考文献 ·

[1] Shah B D, Ghobadi A, Oluwole O O, et al. KTE-X19 for relapsed or refractory adult B-cell acute lymphoblastic leukaemia: phase 2 results of the single-arm, open-label, multicentre ZUMA-3 study[J]. The Lancet, 2021, 398(10299): 491-502.

[2] Fielding A K, Richards S M, Chopra R, et al. Outcome of 609 adults after relapse of acute lymphoblastic leukemia (ALL): an MRC UKALL12/ECOG 2993 study[J]. Blood, 2007, 109(3): 944-950.

[3] Abramson J S, Chen Y-B. More on anti-CD19 CAR T cells in CNS diffuse large-B-cell lymphoma[J]. The New England Journal of Medicine, 2017, 377(21): 2102.

[4] Qi Y, Zhao M, Hu Y, et al. Efficacy and safety of CD19-specific CAR T cell-based therapy in B-cell acute lymphoblastic leukemia patients with CNSL[J]. Blood, 2022, 139(23): 3376-3386.

（吴凡）

4 次 CAR‐T 细胞联合 2 次异基因移植治疗 1 例复发难治性 B‐ALL

患者一般情况

患者,女,初诊时 23 岁,身高 155 cm,体重 50 kg,护士,汉族,安徽籍。

CAR‐T 细胞治疗前诊疗经过

▓ 诊断

1. 主要症状和体征

患者于 2017 年 8 月因体检发现血象异常就诊外院,当时查体:轻度贫血貌,无其他阳性体征。

2. 普通实验室检查

血常规提示 WBC 计数为 $11.76 \times 10^9/L$,分类不详,Hb 为 99 g/L,PLT 计数为 $201 \times 10^9/L$。

3. 特殊检查

外周血涂片提示原始淋巴细胞占 42%,骨髓细胞学提示原始淋巴细胞占 83.5%,骨髓免疫分型提示可测出 83% 的 $CD10^+$ 和 $CD19^+$ 早期 B 淋巴细胞,染色体核型分析提示正常核型,43 种白血病融合基因全套未检出异常,二代基因测序(next generation sequencing, NGS)提示 *CTCF* 基因突变(+)。

4. 诊断

急性 B 淋巴细胞白血病(B‐ALL,Common‐B,标危组)。

▓ 治疗

1. 初诊后治疗

患者于 2017 年 8 月确诊后在当地医院行 VDCLP 方案(长春新碱+多柔比星+环磷酰胺+

左旋门冬酰胺酶+泼尼松)诱导化疗后获得第 1 次完全缓解(CR1),随后行 VDCLP 和 CAM(环磷酰胺+阿糖胞苷+6－巯基嘌呤)方案巩固强化治疗 2 次,同时常规行腰椎穿刺和鞘内注射预防 CNSL。此后,患者由于个人原因拒绝继续巩固强化或造血干细胞移植(HSCT)等治疗。

2. 复发后治疗

患者于 2018 年 8 月首次复发(确诊后+1 年),当时行 VDCP 方案(长春新碱+多柔比星+环磷酰胺+泼尼松)再诱导化疗并获得第 2 次完全缓解(CR2),而后行 VDCLP 方案巩固强化治疗 1 次,但很快于 2018 年 11 月第 2 次复发。当时在当地医院未针对原发病再行任何诱导治疗,患者和家属要求转入安徽医科大学第二附属医院血液科拟行 CAR－T 细胞治疗。

CAR－T 细胞治疗

▦ 选择 CAR－T 细胞治疗的依据

患者为成人 B－ALL 第 2 次复发,参考 NCCN 指南,推荐如下治疗方案:① 临床试验;② 抗体类药物;③ 强化疗。患者第 2 次临床复发提示对化疗不敏感,当时 CD3/CD19 等抗体药物无可及性,患者及家属决定加入 CD19 CAR－T 细胞临床试验性治疗。

在获得患者及家属知情同意并签字后,开始进行如下筛查。① 原发病评估:骨髓检查确认第 2 次复发,骨髓原始幼稚淋巴细胞比例为 9%,外周血中未检出白血病细胞。② 治疗靶点:流式检测确认白血病细胞表达 CD19 靶抗原。③ 体能状态:ECOG 评分为 0 分。④ 血细胞和 T 淋巴细胞水平:血常规提示 WBC 计数为 $5.22×10^9$/L,Ly 计数为 $1.77×10^9$/L,Hb 为 93 g/L,PLT 计数为 $251×10^9$/L,T 细胞亚群提示 $CD3^+$ T 细胞占比为 70.8%,$CD3^+CD4^+$ T 细胞占比为 29.2%,$CD3^+CD8^+$ T 细胞占比为 40.8%。⑤ 脏器功能:心、肝、肾等脏器功能正常。⑥ 感染:筛选未发现活动性感染和其他特殊感染。综合筛查结果,患者符合 CD19 CAR－T 细胞临床试验性治疗的基本条件。

▦ 抽取患者外周血或分离单个核细胞

患者血常规显示 WBC 计数为 $5.22×10^9$/L,免疫细胞亚群检测显示外周血 $CD3^+$ T 淋巴细胞符合本研究项目体外制备自体 CAR－T 细胞计数的标准,故抽取外周血 100 ml 送往细胞制作中心进行体外制作 CAR－T 细胞。7 天后,实验室报告 CAR－T 细胞生长良好,制备顺利。

▦ CAR－T 细胞回输前预处理方案的制订和实施

鉴于患者白血病负荷不高(9%)且外周血淋巴细胞计数也不高,采血后第 10 天仅使用环磷酰胺单药来预处理清除淋巴细胞(具体为:环磷酰胺 700 mg/m², 第 1、2 天)。

▓ 回输 CAR－T 细胞

在采血后第 14 天时,按期回输质量合格的自体 CD19 CAR－T 细胞 100 ml,剂量为 $5 \times 10^6/kg$。

▓ CAR－T 细胞治疗后的不良反应和疗效评价

患者回输 CAR－T 细胞后无发热、低血压、胸闷、气喘及抽搐等临床表现,动态监测提示 CAR－T 细胞扩增出现在输注后+8 天(拷贝数为 3.74×10^5 copies/μg genomic DNA),诊断为 1 级 CRS 和 0 级 ICANS。CAR－T 细胞输注后+28 天,复查外周血流式 MRD 阴性,骨髓细胞学未见原始细胞,骨髓流式 MRD 显示残存的白血病细胞占全部有核细胞的 3.5%,评估疗效为第 3 次完全缓解(CR3,MRD 阳性),且当时 CAR 拷贝数为 2.12×10^2 copies/μg genomic DNA。

▓ 跟踪随访

患者自 2018 年 12 月输注 CAR－T 细胞后定期复诊,于 2019 年 6 月(CAR－T 细胞治疗后+6 个月)确认第 3 次复发。当时,先后予以 VDCLP 和 Hyper－CVAD(A)方案再诱导后仍不能缓解,在患者及家属强烈要求下,并鉴于其白血病细胞表达 CD19 靶抗原,获得知情同意后行第 2 次相同 CAR 结构的自体 CD19 CAR－T 细胞治疗。第 2 次回输后发生 2 级 CRS,但未能测出 CAR－T 细胞在体内的扩增,提示首次 CD19 CAR－T 细胞治疗后可能诱导产生了针对人鼠嵌合抗原的 CAR 抗体。疗效评估也显示治疗失败,未能获得缓解。

2019 年 11 月,患者转往外院改为接受靶向白血病细胞表面 CD22 分子的人鼠嵌合抗原自体 CAR－T 细胞治疗。其间发生 2 级 CRS,输注后观测到 CD22 CAR－T 细胞在体内明显扩增,并获得第 4 次完全缓解(CR4)。缓解后于 2020 年 1 月立即序贯行单倍体 allo－HSCT 治疗,供体为患者母亲,术后发生 1 级 GVHD。之后,患者定期复查,处于一个较长时间的缓解状态。直至 2021 年 10 月,出现第 4 次复发,当时白血病细胞 CD19 和 CD22 均为阳性,在外院又接受了第 4 次全人源化的自体 CD19 CAR－T 细胞治疗。其间发生 2 级 CRS,治疗后疗效评估达到第 5 次完全缓解(CR5)。随后,再次立即序贯进行了第 2 次单倍体 allo－HSCT,供者为患者表姐,术后发生 1 级 GVHD。其间患者及其家属一直和本中心保持联系,间断接受随访,截至末次随访(2023 年 2 月),患者仍处于持续缓解状态。患者全部诊疗过程、相应疗效评定结果及其 4 次 CAR－T 细胞和 2 次 allo－HSCT 治疗相关的综合情况如图 2-8-1 和表 2-8-1 所示。

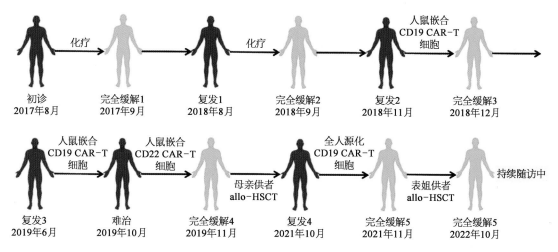

图 2－8－1 · 患者接受治疗的流程图及相应疗效评定的结果示意图

表 2－8－1 · 患者接受的 4 次 CAR－T 细胞和 2 次 allo－HSCT 治疗相关的主要参数

	第 1 次 CAR－T 细胞	第 2 次 CAR－T 细胞	第 3 次 CAR－T 细胞	第 1 次 allo－HSCT	第 4 次 CAR－T 细胞	第 2 次 allo－HSCT
载体	慢病毒	慢病毒	慢病毒	—	慢病毒	—
scFV 来源	人鼠嵌合	人鼠嵌合	人鼠嵌合	—	全人源化	—
CAR 结构	anti－CD19 scFV－CD28－4－1BB－CD3ζ	anti－CD19 scFV－CD28－4－1BB－CD3ζ	anti－CD22 scFV－CD8a－4－1BB－CD3ζ	—	anti－CD19 scFV－CD8a－4－1BB－CD3ζ	—
CAR－T 细胞类型	自体	自体	自体	—	自体	—
CAR－T 细胞总量	2.5×10^8	9.39×10^7	7.00×10^7	—	5.11×10^7	—
CAR－T 细胞前预处理方案	环磷酰胺	氟达拉滨＋环磷酰胺	氟达拉滨＋环磷酰胺	—	氟达拉滨＋环磷酰胺	—
CAR－T 细胞疗效	完全缓解	未缓解	完全缓解	—	完全缓解	—
CRS 级别	1 级	2 级	2 级	—	2 级	—
移植前状态	—	—	—	完全缓解	—	完全缓解
供者	—	—	—	母亲	—	表姐
HLA 位点	—	—	—	5/10	—	5/10
CD34⁺细胞数	—	—	—	6.09×10^6/kg	—	7.04×10^6/kg
移植前预处理方案	—	—	—	TBI＋Ara－C＋CTX＋ATG	—	BU＋Ara－C＋ATG＋TEPA
GVHD 级别	—	—	—	1 级	—	1 级
GVHD 类型	—	—	—	皮肤	—	皮肤
免疫抑制剂	—	—	—	甲泼尼龙＋吗替麦考酚酯	—	甲泼尼龙＋他克莫司

CAR：嵌合抗原受体；scFV：单链可变区结构；CRS：细胞因子释放综合征；kg：公斤；TBI：全身放射治疗；Ara－C：阿糖胞苷；CTX：环磷酰胺；ATG：抗胸腺细胞球蛋白；BU：白消安；TEPA：塞替派；GVHD：移植物抗宿主病。

讨论 和 总结

成人 ALL 是一种预后不良的血液系统恶性肿瘤[1]，化疗缓解后接受 allo－HSCT 是目前成人 ALL 可能获得治愈的最重要手段。然而，即使接受 allo－HSCT 仍然有 30%~50% 的患者会复发，而其他由于各种因素未能接受 allo－HSCT 的患者复发风险则会更高。ALL 患者一旦复发（尤其是 allo－HSCT 后复发），预后极差，传统治疗几乎无药可用且效果很差，只能尝试从靶向新药方面寻求突破。CAR－T 细胞作为一种新型靶向免疫细胞疗法，为复发/难治性 ALL 患者提供了新的希望，尤其是联合 allo－HSCT 可能使部分患者获得长期生存[2-4]。尽管如此，CAR－T 细胞联合 allo－HSCT 后复发的患者仍然存在复发风险，迄今也尚缺乏有效的治疗手段。该患者在首次复发后艰难曲折的诊疗过程，真实体现了治疗成人 ALL 几乎每个时段都极具挑战和风险。这不仅需要患者坚韧的毅力、非同寻常的勇气，有时还需要患者、家属、医护人员，甚至多个医院或医学研究机构的充分沟通与密切合作。只有多方携手共同商定并实施可能有效的甚至是临床试验性或研究性的治疗方案，才能尽最大可能让患者受益。

该患者复发后首次接受的 CD19 CAR－T 细胞其表达的抗 CD19 抗体系人鼠嵌合型，相对而言在体内产生抗 CAR 结构位点抗体的可能性更大，这是重复使用同种 CAR－T 细胞治疗效果不佳的主要机制之一[5,6]，即该患者治疗后无法得到缓解可能与此机制有关。在第 2 次复发时，虽然白血病细胞仍然表达 CD19 抗原，但第 2 次予以同样的人鼠嵌合型 CD19 CAR－T 细胞治疗时，却显示出耐药性，未能再次获得临床反应。在这种情况下，更换其他靶点（如 CD22 CAR－T 细胞）或其他结构改良的新型 CAR－T 细胞（如人源化 CD19 CAR－T 细胞）等治疗，可能是挽救患者的最佳选择之一[7-10]。该患者正是一次又一次在几乎绝望的状态下，在外院通过积极采用各种类型的 CAR－T 细胞治疗获得了新生。甚至在第 4 次复发后，通过改换使用人源化 CD19 CAR－T 细胞联合第 2 次 allo－HSCT 才使患者又再次获得了缓解（CR5）。该患者目前仍处于持续缓解状态。

CAR－T 细胞治疗相关的严重不良反应（如 CRS、ICANS 等）有时会给临床实际应用带来一定风险和困难[11,12]，尤其对于反复输注 CAR－T 细胞是否会增加 CRS 等的发生率和严重程度尚不清楚。本例患者反复应用了 4 次 CAR－T 细胞治疗，第 1 次输注中出现了 1 级 CRS，并在接下来的 3 次输注中出现了 2 级 CRS，但均未出现 3 级或以上的严重 CRS 或 ICANS，也未出现严重 GVHD 等其他不良反应，这提示反复输注 CAR－T 细胞治疗可能是安全的。

已有临床研究支持 CAR－T 细胞序贯 allo－HSCT 可降低复发率，并进一步改善预后[13]，但也有研究结果显示 CAR－T 细胞序贯 allo－HSCT 对复发和远期疗效并无明显改善[14,15]。一项纳入 690 名患者资料的系统性回顾性分析显示，复发/难治性 B－ALL 的 CAR－T 细胞治疗后桥接 allo－HSCT 可以延长无病生存期和总生存期，而不良事件的发生率是可以接受的[16]。本研究团队纳入 758 名患者的荟萃分析表明，CAR－T 细胞治疗序贯 HSCT 可降低复发率,提高复发/难治性 B－ALL 的总生存期[17],特别是 MRD 比例高或存在预后不良分子标记物的患者更有可能从中受益[13,18,19]。本研究团队的另一项单中心临床研究也提示,CD19 CAR－T 细胞治疗后序贯 allo－HSCT 对降低复发、延长生存期可能是有益的[20]。总之,大多数学者认为,allo－HSCT 作为一种普遍认可且具有治愈白血病潜能的重要方法,在 CAR－T 细胞治疗后条件许可的情况下,应积极推荐患者尽快行 allo－HSCT。

　　该患者前后共复发 4 次,其间接受了 4 次不同类型的 CAR－T 细胞治疗和 2 次不同供体的半相合 allo－HSCT,最终获得 5 年以上的生存期。而第 2 次 allo－HSCT 后迄今已实现 1 年以上的持续无复发生存,目前患者一般情况良好。该患者的诊疗过程虽然异常曲折复杂,但取得了既往单纯依靠传统化疗和移植不可期望取得的疗效和奇迹。这进一步证明了在靶向免疫治疗的新时代,很多过去可能被视为不治之症的患者会从各种不同形式的靶向免疫治疗和细胞移植治疗中获益并重获新生。

❖ 参考文献 ❖

[1] Medinger M, Heim D, Lengerke C, et al. Akute lymphoblastische leukämie-Diagnostik und Therapie [J]. Therapeutische Umschau, 2019, 76(9): 510-515.

[2] Chen W, Ma Y, Shen Z, et al. Humanized anti-CD19 CAR-T cell therapy and sequential allogeneic hematopoietic stem cell transplantation achieved long-term survival in refractory and relapsed B lymphocytic leukemia: a retrospective study of CAR-T cell therapy[J]. Frontiers in Immunology, 2021, 12: 755549.

[3] Liu J, Zhang X, Zhong J F, et al. CAR-T cells and allogeneic hematopoietic stem cell transplantation for relapsed/refractory B-cell acute lymphoblastic leukemia[J]. Immunotherapy, 2017, 9(13): 1115-1125.

[4] Jacoby E. The role of allogeneic HSCT after CAR T cells for acute lymphoblastic leukemia [J]. Bone Marrow Transplantation, 2019, 54(Suppl 2): 810-814.

[5] Shi M, Li L, Wang S, et al. Safety and efficacy of a humanized CD19 chimeric antigen receptor T cells for relapsed/refractory acute lymphoblastic leukemia[J]. American Journal of Hematology, 2022, 97(6): 711-718.

[6] Li X, Chen W. Mechanisms of failure of chimeric antigen receptor T-cell therapy[J]. Current Opinion in Hematology, 2019, 26(6): 427-433.

[7] Fry T J, Shah N N, Orentas R J, et al. CD22-targeted CAR T cells induce remission in B-ALL that is naive or resistant to CD19-targeted CAR immunotherapy[J]. Nature Medicine, 2018, 24(1): 20-28.

[8] Liu S, Deng B, Yin Z, et al. Combination of CD19 and CD22 CAR-T cell therapy in relapsed B-cell acute lymphoblastic leukemia after allogeneic transplantation [J]. American Journal of Hematology, 2021, 96(6): 671-679.

[9] An L, Lin Y, Deng B, et al. Humanized CD19 CAR-T cells in relapsed/refractory B-ALL patients who relapsed after or failed murine CD19 CAR-T therapy[J]. BMC Cancer, 2022, 22(1): 1-8.

[10] Myers R M, Li Y, Leahy A B, et al. Humanized CD19-targeted chimeric antigen receptor (CAR) T cells in CAR-naive and CAR-exposed children and young adults with relapsed or refractory acute lymphoblastic leukemia[J]. Journal of Clinical Oncology, 2021, 39(27): 3044-3055.

[11] Brudno J N, Kochenderfer J N. Recent advances in CAR T-cell toxicity: mechanisms, manifestations and management [J]. Blood Reviews, 2019, 34: 45-55.

[12] Greenbaum U, Kebriaei P, Srour S A, et al. Chimeric antigen receptor T-cell therapy toxicities[J]. British Journal of Clinical Pharmacology, 2021, 87(6): 2414-2424.

[13] Zhao H, Wei J, Wei G, et al. Pre-transplant MRD negativity predicts favorable outcomes of CAR-T therapy followed

by haploidentical HSCT for relapsed/refractory acute lymphoblastic leukemia: a multi-center retrospective study[J]. Journal of Hematology and Oncology, 2020, 13: 1 - 13.

[14] Park J H, Rivière I, Gonen M, et al. Long-term follow-up of CD19 CAR therapy in acute lymphoblastic leukemia[J]. New England Journal of Medicine, 2018, 378(5): 449 - 459.

[15] Bouziana S, Bouzianas D. Exploring the dilemma of allogeneic hematopoietic cell transplantation after chimeric antigen receptor T cell therapy: to transplant or not? [J]. Biology of Blood and Marrow Transplantation, 2020, 26(8): e183 - e191.

[16] Xu X, Chen S, Zhao Z, et al. Consolidative hematopoietic stem cell transplantation after CD19 CAR-T cell therapy for acute lymphoblastic leukemia: a systematic review and meta-analysis[J]. Frontiers in Oncology, 2021, 11: 651944.

[17] Hu L, Charwudzi A, Li Q, et al. Anti-CD19 CAR-T cell therapy bridge to HSCT decreases the relapse rate and improves the long-term survival of R/R B-ALL patients: a systematic review and meta-analysis [J]. Annals of Hematology, 2021, 100(4): 1003 - 1012.

[18] Jiang H, Li C, Yin P, et al. Anti-CD19 chimeric antigen receptor-modified T-cell therapy bridging to allogeneic hematopoietic stem cell transplantation for relapsed/refractory B-cell acute lymphoblastic leukemia: an open-label pragmatic clinical trial[J]. American Journal of Hematology, 2019, 94(10): 1113 - 1122.

[19] Yan M, Wu Y, Chen F, et al. CAR T-cell bridging to allo-HSCT for relapsed/refractory B-cell acute lymphoblastic leukemia: the follow-up outcomes[J]. Zhonghua Xue Ye Xue Za Zhi, 2020, 41(9): 710 - 715.

[20] An F, Wang H, Liu Z, et al. Influence of patient characteristics on chimeric antigen receptor T cell therapy in B-cell acute lymphoblastic leukemia[J]. Nature Communications, 2020, 11(1): 5928.

（陶千山）

病例 ⑨ CAR - T 细胞联合 TKI 治疗 1 例多次复发 Ph 阳性 B - ALL 获长期生存

患者一般情况

患者,男,初诊时 42 岁,身高 171 cm,体重 67 kg,农民,汉族,安徽籍。

CAR - T 细胞治疗前诊疗经过

▪ 诊断

患者于 2015 年 10 月无明显诱因下出现发热,最高体温约 39℃,发热前有畏寒、寒战,同时伴进行性乏力,就诊于当地医院,予以抗感染治疗后,仍间断发热。2015 年 11 月 17 日,转至当地某三甲医院血液科,行血常规检查提示:WBC 计数为 $76×10^9/L$,Ly 占比为 86%,Hb 为 56 g/L,PLT 计数为 $28×10^9/L$。完善骨髓 MICM 分型检查,骨髓细胞形态学:骨髓增生极度活跃,原始细胞占 73%,倾向 ALL。骨髓免疫分型:可测出 52% 的异常细胞,考虑 B - ALL。骨髓染色体核型分析:46,XY,t(9;22)(q34;q11)[20]。白血病 34 种融合基因:*BCR - ABL1* (P190)基因阳性。因此,诊断为急性 B 淋巴细胞白血病(B - ALL,Ph⁺,高危组)。

▪ 治疗

患者确诊后立即于外院行 VICP(长春地辛+去甲氧柔红霉素+环磷酰胺+泼尼松)联合伊马替尼方案诱导治疗。治疗结束后,评估疗效为完全缓解(CR1)。行腰椎穿刺检查,脑脊液中未见白血病细胞。后分别行 CAM(环磷酰胺+阿糖胞苷+6 - 巯基嘌呤)、VILP(长春地辛+去甲氧柔红霉素+左旋门冬酰胺酶+泼尼松)、COATD(环磷酰胺+长春地辛+阿糖胞苷+替尼泊苷+泼尼松)及大剂量 MTX(甲氨蝶呤)方案巩固化疗 4 次。巩固化疗期间,口服伊马替尼维持治疗,并常规行腰椎穿刺和鞘内注射预防中枢神经系统白血病(CNSL)。

1. 第 1 次复发

2017 年 9 月，患者因头痛伴视物模糊，到先前医院就诊。完善骨髓穿刺及脑脊液等检查（未见具体报告单），诊断为中枢神经系统复发。随后，予以中大剂量的 MTX、阿糖胞苷、伊马替尼再诱导化疗，同时间断予以腰椎穿刺和鞘内注射，治疗后评估疗效为 CR2。之后，巩固化疗 1 次，然后改为达沙替尼长期口服以维持治疗。由于在中华骨髓库和血缘亲属中均未找到合适的供者，加上个人经济等因素，患者一直未能接受造血干细胞移植术。

2. 第 2 次复发

距离第 2 次缓解后仅 6 个多月（2018 年 4 月），患者因"双下肢疼痛 10 余天"再次到先前医院就诊。行骨髓穿刺等检查提示骨髓中原始淋巴细胞占比为 25%，同时行腰椎穿刺检查，脑脊液中检出大量原始幼稚细胞，确诊第 2 次复发伴中枢神经系统侵犯。于是，立即行 Hyper－CVAD（环磷酰胺＋长春地辛＋多柔比星＋地塞米松）联合达沙替尼方案再诱导治疗。随后，予以多次腰椎穿刺和鞘内注射治疗 CNSL，直至脑脊液未检出异常细胞，疗效评估获得第 3 次缓解（CR3）。

3. 第 3 次复发

患者第 3 次缓解后不到半年（2018 年 9 月），因发热就诊安徽医科大学第二附属医院血液科，入院后立即行骨髓穿刺等检查。骨髓细胞形态学提示原始淋巴细胞占 84.5%，流式免疫分型提示前体 B 淋巴细胞高达 73.0%（免疫表型为 $CD10^+CD19^+CD45^{dim}$），外周血前体 B 淋巴细胞为 10.0%（表型与骨髓一致），但脑脊液未检出异常细胞，行 ABL 激酶突变检查提示阴性。由此，确诊第 3 次复发，并立即予以 VDCP 联合达沙替尼方案再诱导治疗。但诱导化疗结束时评估病情，患者骨髓和外周血中前体 B 淋巴细胞占比分别为 65.2% 和 6.3%，提示对化疗已产生耐药。

CAR－T 细胞治疗

■ 选择 CAR－T 细胞治疗的依据

该患者被诊断为 B－ALL，起病后给予了积极规范治疗。但是，此后 3 次复发并伴中枢神经系统受累，且末次复发经再次诱导化疗未获得缓解。因此，该患者明确符合"复发/难治性 B－ALL"诊断标准，后续即使行强制性异基因造血干细胞移植，仍很难控制病情。即便有幸获得缓解，也极易复发，预后极差。参考国内外相关指南，该患者可进入临床试验接受 CD19 CAR－T 细胞治疗。

与患者和家属充分解释沟通病情并签署知情同意书后，开始对患者进行以下筛查和评估。① 原发病评估：骨髓和外周血中异常 B 淋巴细胞比例分别为 65.2% 和 6.3%（免疫表型为 $CD10^+CD19^+CD45^{dim}$），脑脊液未发现异常。② 治疗靶点：流式细胞术确认白血病细胞表面

CD19$^+$。③ 体能状态：ECOG 评分为 2 分。④ 血细胞和 T 淋巴细胞水平：血常规显示 WBC 计数为 5.92×10^9/L，Hb 为 91 g/L，PLT 计数为 215×10^9/L，CD3$^+$ T 淋巴细胞计数为 2.3×10^9/L。⑤ 脏器功能：心、肝、肾等脏器功能基本正常。⑥ 感染：患者无活动性感染及其他特殊感染。

抽取患者外周血或分离单个核细胞

患者血常规提示 WBC 计数正常，免疫细胞亚群检测显示外周血中的 CD3$^+$ T 淋巴细胞符合本研究项目体外制备自体 CAR－T 细胞前需要的计数标准。因此，于 2018 年 10 月 18 日采集外周血 100 ml，内含足够数量的 T 淋巴细胞，送往实验室用于制备 CAR－T 细胞。

体外制备 CAR－T 细胞质量的预评价

外周血采集后第 7 天，实验室回报 CAR－T 细胞制备顺利，细胞长势良好，可以按期回输。

CAR－T 细胞回输前预处理方案的制订和实施

外周血采集后第 9 天起，予以 FC 方案（氟达拉滨+环磷酰胺）预处理来清除淋巴细胞。预处理后患者无感染、出血等症状，复查血常规提示血细胞减少，以淋巴细胞降低为主（WBC 计数为 1.1×10^9/L，Ly 计数为 0.02×10^9/L，Hb 为 81 g/L，PLT 计数为 206×10^9/L），肝肾功能、凝血指标基本正常。为了解中枢神经系统受累情况，回输前再次行腰椎穿刺术，并送检脑脊液，细胞形态学及流式检查均未发现异常。

回输 CAR－T 细胞

外周血采集后第 14 天（2018 年 11 月 1 日），回输质控指标合格的 CD19$^+$ CAR－T 细胞 95 ml，剂量为 4.78×10^6/kg。

不良反应的监测和处理

回输后第 2 天，患者出现发热，最高体温达 39℃，伴胸闷，监测血压偏低（最低至 86/50 mmHg），氧饱和度下降（89%），予以高流量吸氧和多巴胺升压等支持治疗，同时主要采用物理降温，未使用激素类退热药。随后，患者体温及血压恢复正常，综合评估为 3 级 CRS，且无行为、意识障碍等 ICANS 的异常表现。

CAR－T 细胞体内动力学

为评估回输后患者体内 CAR－T 细胞的动态变化，采用荧光实时定量方法监测外周血中特异性 CAR 基因片段的扩增和存留。回输第 2 天，患者外周血中即可检测到 CAR 基因片段扩增（为基线值的 2.76 倍）。此后迅速扩增，回输第 3 天达峰值（3.42×10^6 copies/μg genomic

DNA），其后缓慢下降，至回输第 28 天仍可测出 CAR 基因片段扩增（5.23×10^5/copies μg genomic DNA），至回输第 60 天 CAR 基因片段扩增未能测出（图 2 - 9 - 1）。

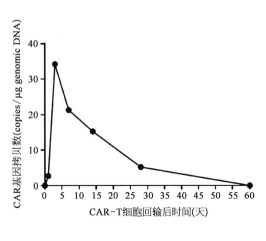

日　　期	输注后天数	标本	CAR 基因拷贝数（copies/μg genomic DNA）
2018 年 10 月 31 日	+0 天	外周血	0
2018 年 11 月 1 日	+1 天	外周血	2.76×10^5
2018 年 11 月 3 日	+3 天	外周血	3.42×10^6
2018 年 11 月 7 日	+7 天	外周血	2.13×10^6
2018 年 11 月 14 日	+14 天	外周血	1.52×10^6
2018 年 11 月 28 日	+28 天	外周血	5.23×10^5
2018 年 12 月 30 日	+60 天	外周血	0

图 2 - 9 - 1·荧光实时定量方法监测外周血中的 CAR 基因片段扩增和存留

▦ 疗效评价

CD19 CAR - T 细胞回输前，患者骨髓和外周血中 CD19$^+$ 白血病细胞比例约为 65.2% 和 6.3%；至回输第 15 天复查骨髓和外周血流式检测 MRD 均阴性。此后，病情稳定，血细胞逐渐恢复，无髓外侵犯。疗效评估为完全缓解（CR4，MRD 阴性）（图 2 - 9 - 2）。

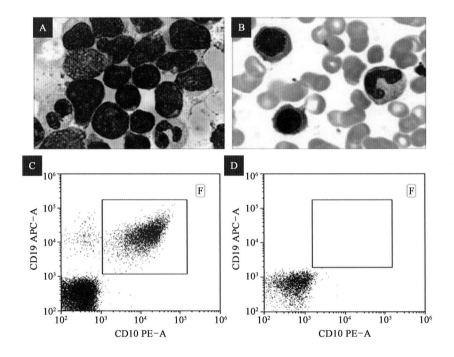

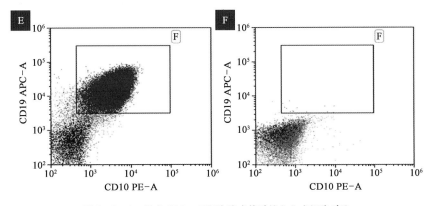

图2-9-2·患者CAR-T细胞治疗前后的白血病细胞对比

A：CAR-T细胞治疗前骨髓涂片细胞形态学检测结果显示原始幼稚淋巴细胞约占73%；
B：CAR-T细胞治疗后复查骨髓细胞学显示原始幼稚淋巴细胞基本消失，提示达到完全缓解；
C：CAR-T细胞治疗前流式检测外周血MRD，可见异常白血病细胞（CD10$^+$CD19$^+$，方框内红色所示）；D：CAR-T细胞治疗后流式复查外周血MRD，未检出异常白血病细胞；E：CAR-T细胞治疗前流式检测骨髓MRD，可见大量异常白血病细胞（CD10$^+$CD19$^+$，方框内红色所示）；F：CAR-T细胞治疗后流式复查骨髓MRD，未检出异常白血病细胞；红色代表白血病细胞，蓝色代表正常淋巴细胞，灰色代表有核红细胞和中性粒细胞等背景细胞。

▒ 跟踪随访

由于在中华骨髓库和血缘亲属中均未找到合适供者，且患者因经济因素不考虑行骨髓造血干细胞移植，所以患者再次获得缓解后（CR4）仍未接受异基因造血干细胞移植术，坚持口服达沙替尼维持治疗，并按照研究方案的要求定期随访。截至2023年5月30日，随访已达4年余，原发病均处于持续CR状态，无CNSL。

讨论 和 总结

成人复发/难治性急性B淋巴细胞白血病（r/r B-ALL）预后极差，化疗可使18%~45%的患者完全缓解，但中位生存期只有3~9个月[1]。与传统化疗相比，CD19/CD3双抗（贝林妥欧抗体）等新药可以提高一定的反应率，但总生存期仍然较差（中位生存期约7.7个月）[2]。Ph$^+$ ALL约占成人ALL的25%。虽然自酪氨酸激酶抑制剂（TKI）类分子靶向药加入该类患者的一线治疗方案之后，Ph$^+$ ALL患者的疗效和预后均有明显改善。但复发/难治性患者除化疗联合allo-HSCT外，尚无有效治疗方法。如果对化疗或TKI已经产生耐药而不能再次获得缓解，强制性行异基因造血干细胞移植，难度大、风险高，即使有幸获得缓解，也极易复发。

CAR-T细胞疗法最大优势是通过免疫机制直接靶向清除白血病细胞，而且即使在化疗或靶向药耐药的情况下，仍然可能有效杀灭肿瘤细胞。CD19 CAR-T细胞的多项临床试验表明，在复发/难治性B-ALL患者中，其完全缓解率为70%~90%[3,4]。本例患者初诊时的

BCR - ABL 融合基因阳性是高危不良预后因素，确诊后患者接受了诱导缓解、早期强化和巩固的一整套标准方案的治疗，并长期口服 TKI 维持。但维持缓解的时间不到 1 年即复发。此后，对患者进行积极治疗后，又经历了 2 次缓解后再复发。在第 3 次复发时，采用标准再诱导治疗未能取得缓解，提示耐药。在这种情况下，给患者采用了 CD19 CAR - T 细胞治疗。令人惊喜的是，该患者又获得了第 4 次 CR，且持续缓解状态已达 4 年余。

CAR - T 细胞疗法的主要副作用之一是 CRS。CRS 是一种由 CAR - T 细胞快速增殖及杀伤肿瘤细胞引发的高炎症反应综合征。在接近 90% 的接受 CAR - T 细胞治疗的患者中均观察到 CRS[5,6]。轻度 CRS 主要表现为流感样症状，如持续低热、肌痛、头痛、疲劳、恶心、呕吐及厌食。这些轻微症状多是自限性的，通常在 1 个月内完全消退。若发生持续性高热、低血压等危及生命的重度 CRS 或其他严重不良反应，则需使用适量糖皮质激素抗炎处理，或采取吸氧和升压药等支持治疗[7]。有研究报道，肿瘤负荷与 CRS 严重程度相关，且缓解期患者的重度 CRS 发生率也较低[8]。本例患者输注 CAR - T 细胞后，发生高热和低血压，予以高流量吸氧和多巴胺单药升压等支持治疗，并物理降温后，血压及体温恢复正常，评估 CRS 为 3 级，无 ICANS。

该患者系 3 次复发后接受了 CD19 CAR - T 细胞治疗，虽然经历了较严重的 CRS，但经过积极适当处理后，不仅获得了第 4 次缓解(CR4)，而且持续无复发生存已达 4 年余。分析该患者能够取得良好疗效可能与以下因素有关：首先，CAR - T 细胞在输注后迅速扩增，在第 3 天到达峰值，且在体内存留的时间超过 1 个月以上，这为彻底清除 CD19+ 白血病细胞提供可能。其次，患者 Ph 染色体阳性，无其他复杂染色体变异和不良预后基因突变，后续坚持规则口服达沙替尼可能有助于阻止复发。最后，T 细胞激活是 CAR - T 细胞制备的必要步骤，也是发挥抗肿瘤作用的前提。然而，过度激活会导致 CAR - T 细胞分化、耗竭，甚至凋亡。有研究提示，达沙替尼可以有效抑制 CAR - T 细胞的分化和耗竭，从而延长 CAR - T 细胞在患者体内的存留和效能[9,10]。

总之，该患者为多次复发的难治性 Ph+ALL 患者，在绝境之中依靠 CAR - T 细胞治疗逆转病情，重获新生，迄今已长期无病生存 4 年余。此外，达沙替尼联合 CAR - T 细胞治疗复发/难治性 Ph+ALL 患者可能具有抗白血病细胞之外的效能，其确切作用机制有待进一步阐明。今后，若基础研究和临床能有更多的病例数据来验证达沙替尼如同来那度胺一样，可以对 CAR - T 细胞起着保护或促进作用，那这些药物就有可能成为 CAR - T 细胞联合用药、提升 CAR - T 细胞远期疗效的有效选择之一。

· 参考文献 ·

[1] Gökbuget N, Stanze D, Beck J, et al. Outcome of relapsed adult lymphoblastic leukemia depends on response to salvage chemotherapy, prognostic factors, and performance of stem cell transplantation[J]. Blood, 2012, 120(10):

2032－2041.

［2］ Kantarjian H, Stein A, Gökbuget N, et al. Blinatumomab versus chemotherapy for advanced acute lymphoblastic leukemia［J］. New England Journal of Medicine, 2017, 376(9): 836－847.

［3］ Zah E, Lin M-Y, Silva-Benedict A, et al. T cells expressing CD19/CD20 bispecific chimeric antigen receptors prevent antigen escape by malignant B cells［J］. Cancer Immunology Research, 2016, 4(6): 498－508.

［4］ Dai H, Zhang W, Li X, et al. Tolerance and efficacy of autologous or donor-derived T cells expressing CD19 chimeric antigen receptors in adult B-ALL with extramedullary leukemia［J］. Oncoimmunology, 2015, 4(11): e1027469.

［5］ Zhang Q, Hu H, Chen S-Y, et al. Transcriptome and regulatory network analyses of CD19-CAR-T immunotherapy for B-ALL［J］. Genomics, Proteomics and Bioinformatics, 2019, 17(2): 190－200.

［6］ Aamir S, Anwar M Y, Khalid F, et al. Systematic review and meta-analysis of CD19-specific CAR-T cell therapy in relapsed/refractory acute lymphoblastic leukemia in the pediatric and young adult population: safety and efficacy outcomes［J］. Clinical Lymphoma Myeloma and Leukemia, 2021, 21(4): e334－e347.

［7］ Hua J, Zhang J, Wu X, et al. Allogeneic donor-derived anti-CD19 CAR T cell is a promising therapy for relapsed/refractory B-ALL after allogeneic hematopoietic stem-cell transplantation［J］. Clinical Lymphoma Myeloma and Leukemia, 2020, 20(9): 610－616.

［8］ Li M, Xue S-L, Tang X, et al. The differential effects of tumor burdens on predicting the net benefits of ssCART-19 cell treatment on r/r B-ALL patients［J］. Scientific Reports, 2022, 12(1): 378.

［9］ Zhang H, Hu Y, Shao M, et al. Dasatinib enhances anti-leukemia efficacy of chimeric antigen receptor T cells by inhibiting cell differentiation and exhaustion［J］. Journal of Hematology and Oncology, 2021, 14: 1－6.

［10］ Chen L Y, Gong W J, Li M H, et al. Anti-CD19 CAR T-cell consolidation therapy combined with CD19[+] feeding T cells and TKI for Ph[+] acute lymphoblastic leukemia［J］. Blood Advances, 2023, 7(17): 4913－4925.

（王芝涛）

CAR‐T 细胞治疗 1 例单倍体移植后复发 Ph 样 B‐ALL 患儿

病例 ⑩

患者一般情况

患儿,男,初诊时 4 岁,身高 100 cm,体重 20 kg,汉族,安徽籍。无先天性疾病或遗传性家族病史。

CAR‐T 细胞治疗前诊疗经过

■ 诊断

患儿于 2014 年 11 月(4 岁)因"反复发热伴关节肿痛 20 天"在外院就诊。家属未保留血细胞等检查报告单,具体不详。特殊检查:骨髓细胞学显示急性淋巴细胞白血病骨髓象;免疫分型符合 Common B‐ALL 表型;染色体核型分析为 47,XY,+? 8[1]/46,XY[15]。白血病 40 种融合基因筛查显示:TEL‐JAK2 融合基因阳性。血液系统肿瘤密切相关的 112 个基因全部外显子测序示:MPL 基因 R321Q 突变,IL‐7R 基因存在 T414M 突变,JAK2 基因发生 G127D 突变,ASXL1 基因发生 G652S 突变。诊断:急性 B 淋巴细胞白血病(高危,TEL‐JAK2 融合基因阳性,Ph 样 B‐ALL)。

■ 治疗

1. 初诊后治疗

患儿确诊后即在国内某血液病专科医院治疗,初始激素预试验治疗反应良好,随后按中国儿童急性淋巴细胞白血病标准化治疗方案予以 VDLP(长春新碱+柔红霉素+左旋门冬酰胺酶+地塞米松)诱导化疗。首个疗程结束后即达完全缓解,序贯 2 个疗程的巩固强化治疗后,因患儿属于"高危、Ph 样 B‐ALL",在白血病细胞中明确检出 TEL‐JAK2 融合基因,原就诊医院的主管医生向监护人建议给患儿行异基因造血干细胞移植术,同时口服分子靶向药达沙替尼来辅助治疗。

2. 第 1 次复发后治疗

患儿在首次缓解 4 个多月（2015 年 3 月初），在准备行异基因造血干细胞移植术的过程中，病情突发变化，因双侧睾丸肿胀被判断为睾丸髓外复发，立即行局部放疗联合 4 个疗程的大剂量甲氨蝶呤（4.0 g）化疗后，病情获得缓解。

3. 第 2 次复发后治疗

患儿在首次睾丸复发、经积极治疗病情缓解后不久，定期（2015 年 7 月）复查骨髓时检出明显异常的白血病细胞，提示白血病髓内复发，予以大剂量强化疗后病情第 3 次达完全缓解（CR3）。随后，立即（2015 年 9 月）实施异基因造血干细胞移植（父供子），移植后出现 I 度 GVHD。为预防复发，移植后 3 个月左右（2015 年 12 月），曾给患儿行供者淋巴细胞输注（donor lymphocyte infusion, DLI）治疗。7 个月左右（2016 年 4 月）复查，患儿外周血的供者嵌合度下降，骨髓微小残留病灶阳性，再次行 DLI 治疗。当时所在医院治疗组的医生认为患儿可能马上会出现血液学复发，建议若有条件，尽快行 CAR－T 细胞治疗。因此，于 2016 年 5 月（移植后 8 个月）患儿转入安徽医科大学第二附属医院血液科，并在转入后立即行骨髓穿刺检查，提示原始幼稚淋巴细胞占比高达 90%，明确患儿第 3 次复发。

CAR－T 细胞治疗

▓ 选择 CAR－T 细胞治疗的依据

患儿系接受亲缘异基因造血干细胞移植术后复发的 CD19$^+$ r/r B－ALL，并且自初诊后已复发 3 次，其中包括源自睾丸的髓外复发，不仅常规化疗难以起效，而且针对 *TEL－JAK2* 融合基因也无特异性靶向药可以使用。因此，CD19 CAR－T 细胞是可能有效的挽救性备选治疗方案之一。

与患儿监护人充分解释沟通病情、签署知情同意书后，开始对患儿进行以下筛查和评估。① 原发病评估：骨髓细胞学显示急性淋巴细胞白血病骨髓象，原始幼稚淋巴细胞占 90%，而骨髓免疫分型显示 CD34$^+$CD45^{dim} 占 14.6%，CD10$^+$CD19$^+$CD45^{dim} 占 78.5%。② 治疗靶点：流式细胞术检测白血病细胞表面 CD19$^+$。③ 体能状态：ECOG 评分为 1 分。④ 血细胞和 T 淋巴细胞水平：血常规显示 WBC 计数为 5.79×10^9/L，Hb 为 117 g/L，PLT 计数为 118×10^9/L，而 CD3$^+$ T 淋巴细胞计数为 1.82×10^9/L，在正常值范围。⑤ 脏器功能：心、肝、肾等脏器功能基本正常，无任何 GVHD 相关临床表现。⑥ 感染：无活动性感染及其他特殊感染。综合筛查结果，患儿符合 CD19 CAR－T 细胞临床试验性治疗的基本条件。

▓ CAR－T 细胞制备及质量评价

根据研究方案制备 CAR－T 细胞前需要的 CD3$^+$ T 淋巴细胞数量，结合患儿血常规和 T 细胞亚群检测的结果，将其换算为所需采的血量后，于 2016 年 5 月 20 日采集患儿外周血 80 ml 送实验室在体外制备自体 CD19 CAR－T 细胞。7 天后，实验室报告 CAR－T 细胞生长良好。

CAR－T 细胞回输前预处理

因患儿复发时骨髓原始淋巴细胞高达 90%，为防止肿瘤溶解综合征、重度 CRS 和 ICANS 的发生，在 CAR－T 细胞回输前进行了减低剂量的桥接化疗，以降低肿瘤负荷。一方面，它可以防止病情快速进展，让患儿保持较好的体能状态；另一方面，它也能降低不良反应，提高治疗成功率。

回输 CAR－T 细胞

在采血后第 14 天给患儿输注质检合格的自体 CAR－T 细胞，剂量为 $5\times10^6/\mathrm{kg}$。

CAR－T 细胞治疗后的不良反应和疗效评价

患儿输注 CAR－T 细胞后第 2 天出现发热，持续 8 天，最高体温达 40.5℃，物理降温后体温可降至正常，考虑为 CAR－T 细胞相关的 CRS。因患儿一般情况较好，未予以升压药、吸氧等处理，而且也无神志、意识模糊等神经系统方面的异常，故评估 CRS 为 1 级，无 ICANS。CAR－T 细胞回输后+22 天，血细胞恢复正常，对外周血和骨髓等进行系统检查，流式未测出 $CD19^+$ 白血病细胞，骨髓细胞学为完全缓解骨髓象，其他髓外相关检查均无异常，疗效评价提示病情达到 MRD 阴性的 CR4（图 2－10－1）。2016 年 9 月 26 日（回输+114 天）及同年 12 月 9 日（回输+188 天），复查骨髓 TEL－JAK2 融合基因持续为阴性（图 2－10－2）。

CAR－T 细胞回输后体内扩增和存留

CAR－T 细胞回输后+2 天，患儿外周血中可检出少量 CAR－T 细胞，+3 天即在体内扩增达高峰，至+21 天 CAR－T 细胞均维持在较高水平（图 2－10－3）。随后，定期检测外周血中的 CAR－T 细胞呈逐渐下降趋势，至 CAR－T 细胞回输后+10 个月左右时，体内 CAR－T 细胞未能测出。

跟踪随访

患儿在 CAR－T 细胞治疗达到第 4 次缓解后，大约每 1 个月随访复查 1 次。第 6 个月时（2016 年 12 月），检查骨髓和外周血仍提示细胞和分子学完全缓解（骨髓 TEL－JAK2 融合基因阴性），持续 CR 状态共 13 个月。但第 14 个月（2017 年 8 月）时，家属观察到患儿右眼斜视，立即住院行全面检查。MRI 检查提示"右眼眶内异常信号，双侧额顶叶脑沟裂条状高信号，考虑白血病浸润"。当时血常规基本正常，但腰椎穿刺脑脊液检查可测出原始淋巴细胞，确认中枢神经系统复发。随即复查骨髓可见原始幼稚淋巴细胞，进一步确认系髓内外同时复发（第 4 次复发），再次予以 CD19 CAR－T 细胞治疗后，病情又获得缓解。其间脑脊液中检测出较高水平的 CAR－T 细胞（3×10^4 copies/μg genomic DNA），而后随访 3 个月病情一直处于缓解状态。

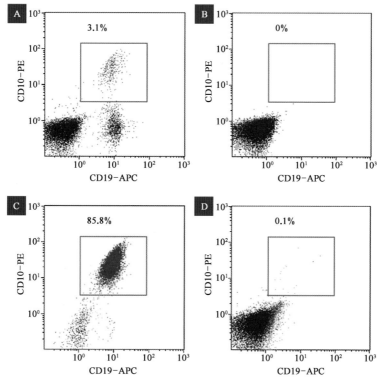

图 2－10－1 · **CAR－T 细胞治疗前后流式检测外周血及骨髓的结果对比**

A~B：CAR－T 细胞治疗前和治疗后+22 天流式检测提示外周血中白血病细胞从 3.1% 降至 0%（CD10$^+$CD19$^+$，方框内红色所示）；C~D：CAR－T 细胞治疗前和治疗后+22 天流式检测提示骨髓中白血病细胞从 85.8% 降至 0.1%（CD10$^+$CD19$^+$，方框内红色所示）；红色代表白血病细胞，蓝色代表正常淋巴细胞，灰色代表有核红细胞和中性粒细胞等背景细胞。

定量 PCR 法检测白血病异常基因报告单			
标本类型	检测时间	检测基因	检测结果
骨髓	2016－09－26	*TEL－JAK2*	阴性
骨髓	2016－12－09	*TEL－JAK2*	阴性

图 2－10－2 · **CAR－T 细胞回输后+114 天和+188 天复查骨髓 *TEL－JAK2* 融合基因的结果**

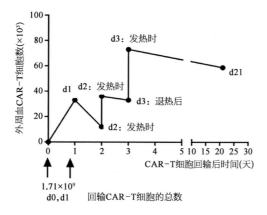

图 2－10－3 · **CD19 CAR－T 细胞回输后 1 个月在体内扩增情况**

非常遗憾的是,2017 年底复查骨髓提示再次复发(原始幼稚淋巴细胞占比为 51%,第 5 次复发)。后经多种方案挽救治疗,包括行第 3 次 CD19 CAR-T 细胞治疗联合第 2 次异基因移植,病情再次得到完全缓解。缓解后反复向患儿监护人建议积极治疗,但患儿监护人一直犹豫不决,仅间断接受胸腺肽、干扰素等治疗。2018 年 11 月,患儿出现右踝关节肿痛,疼痛随后向全身多处扩散,影像学检查提示右胫骨下段异常病灶(图 2-10-4A),脑脊液可测出原始幼稚淋巴细胞,提示为髓外复发(第 6 次复发),予以右胫骨下段局部放疗,腰椎穿刺和鞘内注射药物等治疗。病情虽一度再次得到控制,但 2019 年 5 月患儿胸部 CT 提示胸骨处软组织肿胀(图 2-10-4B),在病灶处行粗针穿刺结合细胞印片和流式检查均可测出原始幼稚淋巴细胞(图 2-10-5、图 2-10-6)。因患儿前期已接受传统化疗、异基因造血干细胞移植、CAR-T

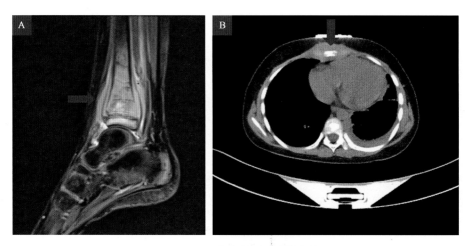

图 2-10-4 · 患儿髓外复发时影像学资料

A:2018 年 11 月,患儿右踝关节 MRI 提示右侧胫骨下段及周围软组织内多发异常信号,考虑白血病浸润;B:2019 年 5 月,患儿胸部 CT 提示剑突周围软组织密度增厚。

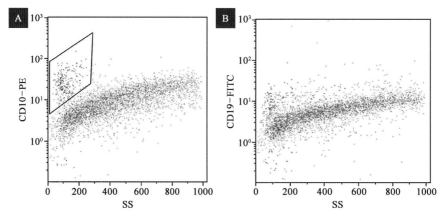

图 2-10-5 · 胸骨软组织肿块处粗针穿刺物流式检测结果

A:胸骨软组织肿块经研磨制成单细胞悬液后,流式检测可见 5.20% 左右的 CD10$^+$ 异常淋巴细胞;
B:与 A 图相同标本,流式可检出相同比例的 CD19$^+$ 异常淋巴细胞;红色代表异常淋巴细胞,灰色代表中性粒细胞等背景细胞;横轴 SS 表示被测细胞的侧向角散射光信号(side scatter)。

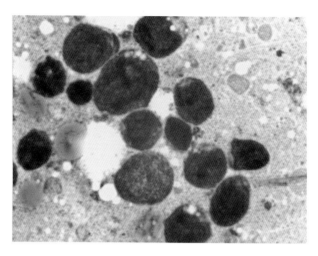

图 2 - 10 - 6·胸骨软组织肿块处粗针穿刺物行细胞印片检查结果

细胞等多种方法治疗,此次系第 6 次髓内外复发,患儿父母反复考虑后最终放弃治疗,研究团队在后期的随访中得知患儿去世。

讨论⑩总结

儿童急性淋巴细胞白血病在儿童恶性肿瘤中最为常见,疗效比成人好,5 年 EFS 可高达 87%,OS 可达 92%,累计复发率为 8%[1]。无论年龄大小,复发的患者对化疗的敏感性会降低,MRD 未转阴的存活率更是低至 10% 以下[2]。该患儿 6 岁起病,确诊为 Ph 样 B - ALL(高危,TEL - JAK2 融合基因阳性)。自 Ph 样 ALL 被发现并定义以来,它一直是 B - ALL 的一个特殊高危亚型。尽管采用各种强化疗方案,甚至联合造血干细胞移植,预后仍然很差。Ph 样 ALL 的预后在不同的年龄段有差异,儿童、青少年和成年人的 5 年 EFS 分别为 41.0%、58.2% 和 24.1%,5 年 OS 分别为 72.8%、65.8% 和 25.8%[3]。由于不同的遗传学异常,Ph 样 ALL 的不同亚群也存在结局差异,其中携带 JAK2 和 EPOR 重排的患者预后最差[4]。本例患儿为涉及 JAK2 基因的 Ph 样 ALL,虽然首次诱导化疗即获得 CR,还接受了标准的巩固强化治疗,但半年内即复发。患儿 2 次缓解后,虽接受了异基因造血干细胞移植术巩固治疗,但仍然在移植后 7 个月再次复发,提示该亚型 B - ALL 极其凶险。后续采用 CAR - T 细胞治疗获得了 13 个月较长时间的持续缓解,但终究未能逃脱"复发"的厄运。CAR - T 细胞治疗持续缓解了 13 个月后,又相继复发 2 次。第 1 次复发时重复使用 CD19 CAR - T 细胞获得了 3 个月缓解,而第 2 次复发时再使用 CD19 CAR - T 细胞联合第 2 次异基因移植,再次获得了半年的缓解。与其他研究者报告的一样,虽经积极治疗,患儿仍然经历了多次、多部位(CNS、睾丸等)的复发。

纵观整个治疗过程,有如下特点:首先,该患儿确诊 B - ALL 后生存了 4 年 10 个月,相对于包括异基因干细胞移植在内的其他各种治疗,CAR - T 细胞治疗获得病情持续缓解的时间最长(13 个月,TEL－JAK2 融合基因阴性),延长了 3 年生存期。其次,多项回顾性和前瞻性临床研究证实,CAR－T 细胞可以在中枢神经系统白血病及睾丸复发的治疗中发挥作用[5-7]。在本病例治疗过程中,脑脊液中也可测到 CAR－T 细胞的存留,这也支持了上述观点。再次,CAR－T 细胞治疗后的缓解时间与体内 CAR－T 细胞的存留状态密切相关,因为后续的每次复发都在体内 CAR－T 细胞丢失后不久发生。最后,患儿第 1 次 CAR－T 细胞治疗后 2 次复发,再次应用 CAR－T 细胞治疗,缓解时间较第 1 次缩短,提示 CAR－T 细胞疗法像其他传统治疗药一样,反复使用会产生耐药。但其耐药机制不同,目前认为与肿瘤细胞靶抗原丢失、CAR－T 细胞耗竭等因素相关。

分析影响 CAR－T 细胞疗法的因素,首先考虑白血病细胞自身的生物学特性。比如,增殖活性、浸润能力、干扰或逃逸免疫杀伤的能力等因素会影响 CAR－T 细胞清除白血病细胞的效能。其次,考虑肿瘤周围抑制性的微环境的影响。该患儿首次缓解后多次复发,常是先有髓外侵犯的表现,随后出现髓内复发。穿刺活检显示髓外病灶内侵犯的白血病细胞 CD19 仍为阳性,且每次回输后都能在较长时间从体内测出明显的 CAR－T 细胞,因此本团队认为该患儿反复复发的主要原因可能与其白血病细胞具有很强的侵袭性有关。高度恶性的白血病细胞能够进入免疫监视功能相对较弱的髓外部位(睾丸、颅内等),再通过营造免疫抑制性微环境,促使更广泛的免疫逃逸和免疫耐受,即白血病细胞潜逃入"免疫庇护区"内生存和增殖,然后伺机"卷土重来,重返血液和骨髓",成为系统复发的根源。本研究团队对更多的病例进行总结分析后显示,"CAR－T 细胞治疗前 B－ALL 患者髓外病灶的存在是治疗失败或缓解后复发的独立高危因素"[8]。这也进一步证明该患儿的多发髓外病灶可能是 CAR－T 细胞治疗预后不佳及免疫耐药产生的主要原因之一。

综上所述,CD19 CAR－T 细胞治疗 B－ALL 切实有效,但如何保持 CAR－T 细胞在体内长期存留并进而持续保持靶向免疫杀伤功能(特别是监视并清除免疫庇护区内残留白血病细胞的功能),消除肿瘤微环境中的负性影响是未来控制复发、进一步提高 CAR－T 细胞疗效的重要方向之一。

参考文献

[1] Pieters R, de Groot-Kruseman H, Van der Velden V, et al. Successful therapy reduction and intensification for childhood acute lymphoblastic leukemia based on minimal residual disease monitoring: study ALL10 from the Dutch Childhood Oncology Group[J]. Journal of Clinical Oncology, 2016, 34(22): 2591-2601.

[2] Lee D W, Kochenderfer J N, Stetler-Stevenson M, et al. T cells expressing CD19 chimeric antigen receptors for acute lymphoblastic leukaemia in children and young adults: a phase 1 dose-escalation trial[J]. The Lancet, 2015, 385(9967): 517-528.

[3] Roberts K G, Reshmi S C, Harvey R C, et al. Genomic and outcome analyses of Ph-like ALL in NCI standard-risk patients: a report from the Children's Oncology Group[J]. Blood, 2018, 132(8): 815-824.

[4] Owattanapanich W, Rujirachun P, Ungprasert P, et al. Prevalence and clinical outcome of Philadelphia-like acute lymphoblastic leukemia: systematic review and meta-analysis[J]. Clinical Lymphoma Myeloma and Leukemia, 2020,

20(1): e22 - e29.

[5] Chen X, Wang Y, Ruan M, et al. Treatment of testicular relapse of B-cell acute lymphoblastic leukemia with CD19-specific chimeric antigen receptor T cells[J]. Clinical Lymphoma Myeloma and Leukemia, 2020, 20(6): 366 - 370.

[6] Leahy A B, Newman H, Li Y, et al. CD19-targeted chimeric antigen receptor T-cell therapy for CNS relapsed or refractory acute lymphocytic leukaemia: a post-hoc analysis of pooled data from five clinical trials[J]. The Lancet Haematology, 2021, 8(10): e711 - e722.

[7] Tan Y, Pan J, Deng B, et al. Toxicity and effectiveness of CD19 CAR T therapy in children with high-burden central nervous system refractory B-ALL[J]. Cancer Immunology, Immunotherapy, 2021, 70(7): 1979 - 1993.

[8] An F, Wang H, Liu Z, et al. Influence of patient characteristics on chimeric antigen receptor T cell therapy in B-cell acute lymphoblastic leukemia[J]. Nature Communications, 2020, 11(1): 5928.

（陶莉莉）

病例 ⑪ CAR-T细胞联合TKI治疗1例Ph阳性伴髓系表达B-ALL获长期缓解后CD19阴性复发

患者一般情况

患者,男,初诊时65岁,身高160 cm,体重65 kg,乡村医生,汉族,安徽籍。

CAR-T细胞治疗前诊疗经过

■ 诊断

1. 主要症状和体征

患者于2018年1月因发热伴咳嗽、咳痰就诊当地医院,查体:贫血貌,无其他阳性体征。

2. 普通实验室检查

血常规提示WBC计数为48.83×10^9/L,Ly计数为3.17×10^9/L,Hb为78 g/L,PLT计数为22×10^9/L。

3. 特殊检查

外周血免疫分型提示原始淋巴细胞占87%。骨髓细胞学提示原始淋巴细胞占96%。骨髓免疫分型测出94%的异常淋巴细胞,表达CD34、CD38、HLA-DR、CD10、CD19、CD22、CD58、CD79a、CD33。骨髓染色体核型分析提示含Ph染色体在内的复杂核型:44-46,XY,-4,del(6)(q23),t(9;22)(q34;q11),add(12)(q24),? t(14;17)(q13;q25),+1-2mark,inc(cp13)[20]。骨髓细胞43种白血病相关融合基因检测提示BCR-ABL(P190)阳性,急性髓细胞性白血病(acute myeloid leukemia, AML)预后相关基因提示FLT3-ITD、C-kit、NPM1、DNMT3A及CEBPA突变均为阴性。

4. 诊断

急性B淋巴细胞白血病(B-ALL,Common-B伴髓系表达;高白,复杂核型,Ph染色体阳性;高危组)。

▋治疗

1. 首次诱导治疗

患者确诊后于2018年1月在外院行VDCP(长春新碱+多柔比星+环磷酰胺+泼尼松)方案化疗联合TKI分子靶向药伊马替尼(400 mg qd)首次诱导治疗。治疗后评估疗效显示,病情未能控制且继续进展加重,WBC计数快速进行性升高至$100×10^9$/L以上,外周血原始细胞高达90%,故于2018年3月转入安徽医科大学第二附属医院血液科进一步治疗。

2. 再诱导治疗

患者入院后根据其WBC计数高和增殖快等高白血病负荷的临床特点,立即予以小剂量Ara－C持续应用方案(100 mg 24小时持续滴注×2天)降白。疗效不佳后,调整一代TKI药物伊马替尼为二代TKI药物达沙替尼(100 mg qd)进行靶向治疗。其间合并重症肺部感染,予以美罗培南+替考拉宁+伏立康唑抗感染后好转。之后,复查血常规显示WBC计数为$5.66×10^9$/L,NEUT计数为$3.49×10^9$/L,Ly计数为$1.44×10^9$/L,Hb为89 g/L,PLT计数为$79×10^9$/L,提示外周血WBC计数显著下降,但血涂片仍可见12%的原始淋巴细胞。同时,再次复查骨髓穿刺术,骨髓细胞学可见46.5%的原始淋巴细胞,骨髓免疫分型可测出87%的B系前体细胞伴CD33表达,染色体核型分析提示46,XY,t(9;22)(q34;q11),add(12)(q24),add(15)(p11),add(17)(q25),−4,+marker[16]/46,XY[4],白血病融合基因检查提示$BCR－ABL$(P190)融合基因定量为$8.79×10^{-1}$。综合检查结果,评估原发病仍未缓解,故拟行CAR－T细胞治疗。

CAR－T 细胞治疗

▋选择CAR－T细胞治疗的依据

患者明确诊断为成人高危Ph^+ B－ALL伴髓系表达,首次接受标准化疗联合伊马替尼治疗无效,且病情呈快速进行性加重,后调整为小剂量化疗联合达沙替尼治疗使得肿瘤负荷有所降低。但是,治疗期间患者合并重症肺部感染,且治疗后复查骨髓穿刺仍可检出大量白血病细胞,评估疗效未能获得缓解,基本属于原发耐药的难治性Ph^+ B－ALL。参考NCCN指南,主要选择临床试验性治疗和抗体类药物治疗,结合患者治疗意愿及经济承受能力,患者自愿入组CD19 CAR－T细胞临床试验。

在获得患者知情同意后,行以下筛查。① 原发病评估:骨髓细胞形态学可见46.5%的原始细胞,骨髓免疫分型可测出87%的B系前体细胞伴CD33表达。② 治疗靶点:流式细胞术确认白血病细胞表达CD19靶抗原。③ 体能状态:ECOG评分为2分。④ T淋巴细胞水平:Ly计数为$1.44×10^9$/L,$CD3^+$ T细胞占80.9%,$CD3^+CD4^+$占30.2%,$CD3^+CD8^+$占49.2%。⑤ 脏器功能:心、肝、肾等脏器功能正常。⑥ 感染:肺部活动性感染好转,且无其他特殊感染。

▨ 抽取患者外周血或分离单个核细胞

患者采血时血常规显示 WBC 计数为 $5.66×10^9$/L，免疫细胞亚群检测显示外周血中的 CD3$^+$ T 淋巴细胞符合本研究项目体外制备自体 CAR - T 细胞需要的计数量，故抽取外周血 100 ml 送往细胞制作中心，进行体外制作 CAR - T 细胞。7 天后，与细胞制作中心沟通，报告 CAR - T 细胞制作顺利。

▨ CAR - T 细胞回输前预处理方案的制订和实施

患者属于高 WBC 计数和快速增殖的高肿瘤负荷类型，且对传统化疗药物不敏感，唯靠二代 TKI 药物达沙替尼才能勉强抑制病情快速进展。因此，完成 CAR - T 细胞采血后仍继续使用达沙替尼进行靶向治疗，并一直持续用至 CAR - T 细胞回输前 1 天停用，否则可能因白血病细胞快速增殖而不能按期回输 CAR - T 细胞。当时停药后，复查血常规提示 WBC 计数为 $1.75×10^9$/L，Ly 计数为 $0.39×10^9$/L，符合 CAR - T 细胞回输前要求，故未再使用清除淋巴细胞的预处理方案。

▨ 回输 CAR - T 细胞

患者属于原发难治性含 Ph 染色体在内的高白血病负荷病例，CAR - T 细胞治疗难度大。在体外制作过程中，已反复与实验室沟通，希望确保 CAR - T 细胞制备的数量和质量，以期尽可能提高 CAR - T 细胞的临床疗效，并在采血第 14 天时按期输注靶向 CD19 分子的自体 CAR - T 细胞。实际回输时的细胞数量稍高于本研究项目要求的一般最高回输剂量，总数达到 $1.5×10^9$（$23×10^6$/kg）。

▨ CAR - T 细胞治疗后的不良反应和疗效评价

患者在 CAR - T 细胞回输后 +1 天开始发热，高峰出现在 +3 天（最高体温达 39.2℃），CAR - T 细胞扩增高峰出现在 +8 天（拷贝数为 $1.64×10^5$ copies/μg genomic DNA），判定为 2 级 CRS，但无 ICANS，予以非甾体药物联合糖皮质激素处理后好转。CAR - T 细胞回输后 +28 天时，定期行骨髓穿刺等检查，骨髓细胞学未见原始细胞，流式 MRD 阴性，染色体核型为 46，XY[20]，*BCR - ABL*（P190）融合基因定量为 $5.0×10^{-4}$（图 2 - 11 - 1），评估疗效为获得第 1 次完全缓解（CR1，流式 MRD 阴性，分子 MRD 阳性），此时 CAR 基因拷贝数为 $8.93×10^3$ copies/μg genomic DNA。

▨ 跟踪随访

患者自 2018 年 4 月回输 CAR - T 细胞后定期复查随诊，评估疗效处于持续 CR 状态，且 *BCR - ABL*（P190）融合基因定量进一步下降至 $4.3×10^{-4}$。但在 CAR - T 细胞治疗后 +3 个月时，

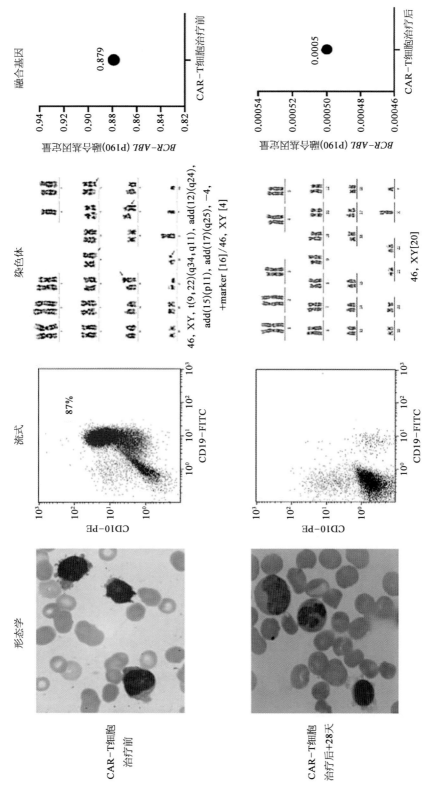

图 2 - 11 - 1 · CD19 CAR - T 细胞治疗前后的骨髓细胞 MICM 检查结果

$BCR－ABL$(P190)融合基因定量检查仍未完全转阴,且 CAR－T 细胞的基因拷贝数较之前显著下降至 $8.94×10^2$ copies/μg genomic DNA,提示有 CAR－T 细胞治疗后复发的高风险。因此,开始加用达沙替尼进行靶向治疗,辅以间断腰椎穿刺和鞘内注射化疗(甲氨蝶呤+阿糖胞苷+地塞米松三联用药)。随后动态监测 $BCR－ABL$(P190)融合基因转阴并长期维持,且 CAR－T 细胞的基因拷贝数较前上升,最高达 $2.96×10^4$ copies/μg genomic DNA。CAR－T 细胞治疗后+16 个月(2019 年 8 月)时,因患者胸腔积液将达沙替尼调整为尼洛替尼继续靶向治疗。

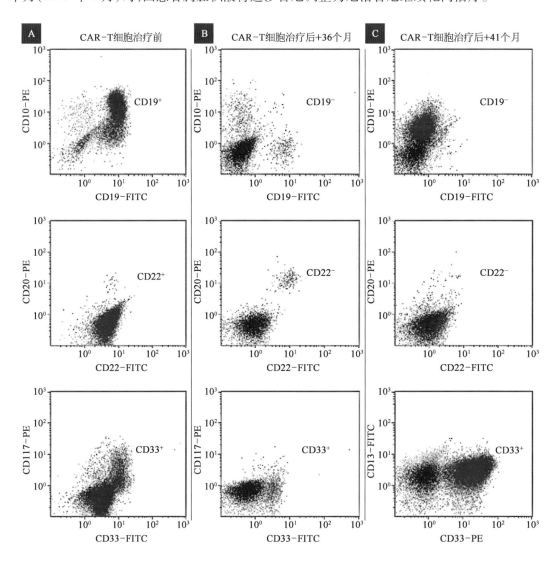

图 2－11－2·CD19 CAR－T 细胞治疗前后流式监测白血病细胞显示免疫表型的转变

A：患者在 CAR－T 细胞治疗前,流式检测骨髓细胞免疫分型显示白血病细胞(红色所示)主要表达 B 系淋巴细胞抗原($CD19^+CD22^+CD10^+$),同时部分细胞伴有髓系表达($CD33^+CD117^+$)；B：患者在 CAR－T 细胞治疗后+36 个月时,流式复查可测出少量白血病细胞(红色所示),但细胞表面 CD19、CD22 和 CD117 抗原转阴,只有 CD10 和 CD33 仍然保持阳性；C：患者在 CAR－T 细胞治疗后+41 个月时,流式复查骨髓细胞显示白血病细胞(红色所示)显著增多,且 CD19、CD22 和 CD117 抗原持续阴性,CD10、CD33 变为强阳性(即免疫表型转变为 $CD19^-CD22^-CD10^+CD33^+$)；红色代表白血病细胞,蓝色代表正常淋巴细胞,灰色代表有核红细胞和中性粒细胞等背景细胞。

直至 CAR－T 细胞治疗后+32 个月（2020 年 12 月），患者定期复查，骨髓细胞形态学提示未见原始幼稚淋巴细胞，流式细胞学 MRD 阴性，但 *BCR－ABL*（P190）融合基因转为阳性（拷贝数为 $2.0×10^{-2}$ copies/μg genomic DNA），故在尼洛替尼基础上加用 VP（长春地辛+地塞米松）方案化疗后基因转阴。CAR－T 细胞治疗后+36 个月（2021 年 4 月），患者定期行骨髓细胞形态学检查仍未见原始幼稚淋巴细胞，但流式细胞学可测出 10% 的异常细胞（表达 CD34、CD10、CD33、CD117、HLA－DR、CD38，不表达 CD19、CD22）（图 2－11－2）。此外，染色体核型为 46，XY[8]，*BCR－ABL*（P190）融合基因定量为 $5.4×10^{-2}$，ABL 激酶突变阴性，CAR－T 细胞的基因拷贝数为 $3.2×10^{3}$ copies/μg genomic DNA。当时，评估疗效为 CD19 CAR－T 细胞治疗后 CD19 阴性、流式 MRD 阳性复发，且白血病细胞表面抗原转变以髓系抗原为主，提示存在克隆演变或克隆筛选可能，故在尼洛替尼基础上行 VP 方案联合高三尖杉酯碱化疗 2 次。其间先后发生严重骨髓抑制（Ⅳ°）合并口腔软组织感染和肺部感染，治疗后复查细胞形态学维持缓解状态，流式 MRD 转阴，*BCR－ABL*（P190）融合基因定量降至 $5.0×10^{-4}$。

然而，CAR－T 细胞治疗后+41 个月（2021 年 9 月），患者最终还是出现细胞形态学复发，当时骨髓中的原始细胞比例达 24%，免疫表型为 $CD34^{+}CD33^{+}CD117^{+}CD19^{-}CD22^{-}CyCD79a^{dim}CD10^{+}CD71^{+}CD38^{+}CD45^{dim}$（图 2－11－2），染色体核型为 46，XY[10]，*BCR－ABL*（P190）融合基因定量为 $5.2×10^{-2}$，ABL 激酶突变阴性，CAR－T 细胞的基因拷贝数为 $5.5×10^{3}$ copies/μg genomic DNA。综合分析后，判断为 CD19 CAR－T 细胞持续存留情况下的 CD19 阴性复发，无再次应用 CD19 CAR－T 细胞治疗或换用 CD3/CD19 双抗治疗的必要条件，也没有应用 CD22 CAR－T 细胞治疗或 CD22 抗体偶联药物治疗的靶点基础。另外，患者年龄偏大且一般情况差，既往多次化疗后骨髓抑制合并重症感染，亦不具备挽救性 allo－HSCT 的条件，故最终选择达沙替尼联合 HAG（高三尖杉酯碱+阿糖胞苷+粒细胞集落刺激因子）方案再诱导化疗，随后骨髓抑制期出现重症肺部感染和呼吸衰竭，于 2021 年 10 月离世。

讨论 和 总结

Ph^{+} ALL 占成人 ALL 的 25% 左右，是一个比较特殊的亚型，临床预后差、恶性程度高。虽然自 TKI 类分子靶向药加入该类病例的一线治疗方案后，近期疗效和长期预后均有明显改善，但对 TKI 耐药之后的复发/难治性病例除双特异性抗体免疫治疗或 allo－HSCT 外尚无其他有效治疗手段，尤其是在不能获得缓解的情况下强行挽救性 allo－HSCT 一般很难获得预期疗效[1]。CD19 CAR－T 细胞的问世为这些复发/难治性 B－ALL 患者获得 CR（甚至 MRD 阴性 CR）贡献了很高的成功率（69%~93%），从而为后期成功实施 allo－HSCT、实现长期 CR 甚至治愈，提供了重要的基础和可能性[2-5]。但有研究报告，CAR－T 细胞治疗复发/难治性 Ph^{+} B－ALL 患者获得 CR 后 1 年以上的复发率超过 50%，而且还有部分是 CD19^{-} 复发[6]，这也是 CAR－T 细胞治疗所有血液系统恶性肿瘤目前面临的主要问题。如何降低 CAR－T 细胞治疗后的临床复发,以及如何联合其他方式的巩固或维持治疗以实现长期缓解或治愈,是未来包括 Ph⁺ B - ALL 在内的所有类型 ALL 研究的热点和焦点。

回顾该病例的临床特征和诊治经过,其不仅存在 Ph 染色体,而且还是复杂染色体核型,分子遗传学危险度分层属于高危组中的超高危组。该病例确诊后对传统化疗联合一代 TKI 药物无效且白血病细胞快速增殖,而后调整为二代 TKI 药物治疗后能抑制疾病的快速进展,但仍未达到病情缓解的程度,属于原发耐药的难治性病例。在知情同意加入 CD19 CAR - T 细胞临床试验性治疗后,终于获得 CR。虽然当时仍然存在分子 MRD 阳性,但通过在 CAR - T 细胞治疗基础上及时联合 TKI 分子靶向药进行维持治疗,最终获得了持续长达近 3 年的无复发生存。这对此类超高危组患者而言已是一个很大的临床获益。遗憾的是,患者在 CAR - T 细胞治疗 3 年后,先后出现流式 MRD 和形态学复发。当时多次查 CD19 CAR - T 细胞仍持续存留,但反复测白血病细胞免疫表型均提示 CD19 变为阴性且髓系抗原明显增多。对比患者治疗前和复发时白血病细胞表面的抗原表达特点(图 2 - 11 - 2),提示复发时的白血病细胞可能系克隆筛选所致,而这是 CAR - T 细胞治疗后复发时非常棘手的抗原逃避或抗原转换问题[7-9],也是造成 CD19 CAR - T 细胞耐药的主要原因之一。由于该患者复发时 CD22 表面抗原同步转阴,使其可选用的靶向药有限,最终根据复发时白血病细胞 BCR - ABL(P190)融合基因仍然阳性且无 ABL 激酶突变的情况,选择了 TKI 分子靶向药联合化疗,但最终还是因化疗后骨髓抑制合并重症感染离世。

目前,多数临床研究支持 CAR - T 细胞序贯 allo - HSCT 可降低复发率并进一步延长无复发生存时间和总生存时间,特别是 MRD 阳性或存在预后不良分子标志物的患者可能更有机会从中获益[10,11]。本病例在其疾病缓解期因身体条件和经济原因未能序贯 allo - HSCT,如果在此较长时间的缓解期能够创造条件接受 allo - HSCT,则有可能避免或推迟复发,甚至获得治愈的可能。

❖ 参考文献 ❖

[1] Foà R, Chiaretti S. Philadelphia chromosome-positive acute lymphoblastic leukemia[J]. New England Journal of Medicine, 2022, 386(25): 2399 - 2411.

[2] He C, Xue L, Qiang P, et al. Safety and efficacy of CD19-targeted CAR-T cells in 14 patients with refractory/relapsed Philadelphia chromosome-positive acute B-precursor lymphoblastic leukemia[J]. Zhonghua Xue Ye Xue Za Zhi, 2020, 41(6): 490 - 494.

[3] Ting S, Mixue X, Lixia Z, et al. T315I mutation exerts a dismal prognosis on adult BCR-ABL1-positive acute lymphoblastic leukemia, and salvage therapy with ponatinib or CAR-T cell and bridging to allogeneic hematopoietic stem cell transplantation can improve clinical outcomes[J]. Annals of Hematology, 2020, 99: 829 - 834.

[4] Dai X, Tian F, Xu Z, et al. Philadelphia chromosome-positive acute lymphoblastic leukemia: a case report[J]. Annals of Palliative Medicine, 2021, 10(1): 742 - 748.

[5] Yang F, Yang X, Bao X, et al. Anti-CD19 chimeric antigen receptor T-cells induce durable remission in relapsed Philadelphia chromosome-positive ALL with T315I mutation[J]. Leukemia and lymphoma, 2020, 61(2): 429 - 436.

［6］ Lee D W, Kochenderfer J N, Stetler-Stevenson M, et al. T cells expressing CD19 chimeric antigen receptors for acute lymphoblastic leukaemia in children and young adults: a phase 1 dose-escalation trial［J］. The Lancet, 2015, 385 (9967): 517－528.

［7］ Sotillo E, Barrett D M, Black K L, et al. Convergence of acquired mutations and alternative splicing of CD19 enables resistance to CART-19 immunotherapy［J］. Cancer Discovery, 2015, 5(12): 1282－1295.

［8］ Aparicio-Pérez C, Carmona M, Benabdellah K, et al. Failure of ALL recognition by CAR T cells: a review of CD 19-negative relapses after anti-CD 19 CAR-T treatment in B-ALL［J］. Frontiers in Immunology, 2023, 14: 1165870.

［9］ Jacoby E, Nguyen S M, Fountaine T J, et al. CD19 CAR immune pressure induces B-precursor acute lymphoblastic leukaemia lineage switch exposing inherent leukaemic plasticity［J］. Nature Communications, 2016, 7(1): 12320.

［10］ Hu L, Charwudzi A, Li Q, et al. Anti-CD19 CAR-T cell therapy bridge to HSCT decreases the relapse rate and improves the long-term survival of R/R B-ALL patients: a systematic review and meta-analysis ［J］. Annals of Hematology, 2021, 100(4): 1003－1012.

［11］ Jiang H, Li C, Yin P, et al. Anti-CD19 chimeric antigen receptor-modified T-cell therapy bridging to allogeneic hematopoietic stem cell transplantation for relapsed/refractory B-cell acute lymphoblastic leukemia: an open-label pragmatic clinical trial［J］. American Journal of Hematology, 2019, 94(10): 1113－1122.

（陶千山）

病例 ⑫ 3 次 CAR‐T 细胞治疗 1 例脐带血干细胞移植后复发 B‐ALL 患儿

患者一般情况

患儿,女,初诊时 12 岁,身高 157 cm,体重 55 kg,学生,汉族,安徽籍。无先天性疾病或遗传性家族病史。

CAR‐T 细胞治疗前诊疗经过

■ 诊断

患儿于 2015 年 8 月因"发热 3 天"在当地诊所抗感染治疗无效,后转至本地某综合性医院检查发现白细胞明显升高(309×10⁹/L),血小板和红细胞结果具体不详。随后,行骨髓穿刺检查,骨髓细胞学提示急性白血病。免疫分型提示急性 B 淋巴细胞白血病(B‐ALL)伴 CD13 表达。染色体核型分析: 46,XX,t(9;22)(q34,q11)[12]/46,idem,del(9)(q22)[6]/46,XX[2]。白血病相关基因检查: BCR‐ABL(P190)融合基因阳性。初诊时诊断为: 急性 B 淋巴细胞白血病[B‐ALL,BCR‐ABL(P190)阳性,高危]。

■ 治疗

1. 初诊后治疗

患儿确诊后在原就诊医院立即接受 VDLP(长春地辛+伊达比星+培门冬酶+泼尼松)方案诱导化疗,BCR‐ABL 融合基因报告阳性后加用伊马替尼进行靶向治疗。首次诱导治疗结束后,复查骨髓穿刺提示骨髓增生减低,原始细胞比例为 4%,随后行多次强化巩固治疗,评估为 CR,具体方案不详。2015 年 11 月 20 日,患儿在原就诊医院接受造血干细胞移植术,供者为非血缘脐带血,HLA 5/6 相合,女供女,血型供受者相同,均为 A 型,输入的总有核细胞数为 7.5×10⁷/kg,CD34⁺干细胞为 7.65×10⁵/kg,并予以环孢素、吗替麦考酚酯等预防 GVHD。+14 天检测 STR 嵌合率为 98.5%,其间未发生明显 GVHD。2016 年 1 月 6 日患儿出院后,每月按要求定期复查随诊。

2. 复发后治疗

2016 年 8 月(移植后+9 月),复查患儿骨髓细胞 MRD 为 0.72%。同年 10 月 18 日(移植后+11 月),复查血常规显示 WBC 计数为 $24.88 \times 10^9/L$。10 月 21 日,复查骨髓穿刺和细胞学提示:急性淋巴细胞白血病复发骨髓象(原始幼稚淋巴细胞占比为 53%);免疫分型提示:原始幼稚细胞分布区域可见一群异常 B 系表型细胞,占全部有核细胞的 60.4%。此外,患儿还出现发热不适,复查 STR 嵌合率下降至 50.4%,评定为 B－ALL 移植后原发病第 1 次复发,立即予以 VCP(长春地辛+环磷酰胺+泼尼松)联合达沙替尼方案诱导治疗。2016 年 11 月 10 日,复查骨髓细胞学显示原始细胞占 1.5%,但外周血 MRD 阳性(1.0%),免疫表型为 $CD10^+CD19^+$ $CD45^-$,评估未达到 CR。

CAR－T 细胞治疗

▧ 选择 CAR－T 细胞治疗的依据

患儿复发后于 2016 年 11 月 16 日(移植后+12 个月)经前期主管医生推荐,转入安徽医科大学第二附属医院血液科,要求行 CAR－T 细胞治疗。患儿系高危 B－ALL,接受非血缘脐带血异基因造血干细胞移植术后 1 年复发,再诱导治疗未缓解,明确为复发/难治性 B－ALL。

与患儿及其监护人充分解释沟通,获得知情同意后,开始对患儿进行以下筛查和评估。① 原发病评估:原发病为移植后复发,再诱导治疗后外周血仍可测出异常 B 系原始淋巴细胞。② 治疗靶点:流式细胞术检测确认白血病细胞表面 CD19 靶点阳性。③ 体能状态:ECOG 评分为 2 分。④ 血细胞和 T 淋巴细胞水平:血常规显示 WBC 计数为 $4.22 \times 10^9/L$,Hb 为 91 g/L,PLT 计数为 $162 \times 10^9/L$,$CD3^+$ T 淋巴细胞计数在正常值范围($3.59 \times 10^9/L$)。⑤ 脏器功能:心、肝、肾等功能基本正常。⑥ 感染:无活动性感染及其他特殊感染,无 GVHD 反应。患儿符合 CD19 CAR－T 临床试验性治疗的标准。

▧ 抽取患者外周血或分离单个核细胞

患儿 $CD3^+$ T 淋巴细胞计数为 $3.59 \times 10^9/L$,根据研究方案将制备 CAR－T 细胞前需要的 $CD3^+$ T 淋巴细胞数量进行换算后,于 2016 年 11 月 19 日采集患儿外周血 80 ml 送往实验室,并在体外制备 CAR－T 细胞。

▧ 体外制备 CAR－T 细胞质量的预评价

采集该患儿外周血后第 8 天,实验室回报 CAR－T 细胞生长良好,制备过程顺利,预计采集后第 14 天回输。

CAR－T细胞回输前预处理方案的制订和实施

该患儿系移植后复发，复发后常规化疗虽然未能缓解，但外周血和骨髓中的残留白血病细胞比例不高，故在 CAR－T 细胞回输前仅予以环磷酰胺单药，预处理清除淋巴细胞化疗 2 天，并在 48 小时后输注 CAR－T 细胞 $4.96×10^6$/kg。

CAR－T细胞治疗后的不良反应和疗效评价

回输后+3 天（2016 年 12 月 7 日），患儿开始出现发热，最高体温达 38.3℃，监测神志、血压、氧饱和度均正常，评定为 1 级 CRS，且无行为、意识障碍等 ICANS 表现。

回输后+30 天复查骨髓穿刺，骨髓细胞学显示完全缓解骨髓象，骨髓流式 MRD 阴性，染色体核型分析：46,XX[10]，BCR－ABL(P190)融合基因定量阴性，外周血流式 MRD 阴性，血常规显示 WBC 计数为 $2.27×10^9$/L，NEUT 计数为 $0.38×10^9$/L，Hb 为 94 g/L，PLT 计数为 $100×10^9$/L。由于正常造血功能未完全恢复，所以评估疗效为完全缓解伴不完全血细胞计数恢复（CRi）。此时，在骨髓及外周血中均可测出 CAR－T 细胞扩增，且骨髓较外周血中的 CAR－T 细胞扩增比例更高，直至回输后+60 天仍可检测到 CAR－T 细胞扩增。+100 天时，复查骨髓细胞形态学检查未发现原始幼稚淋巴细胞，但流式可测出一群可疑的异常 B 淋巴细胞，建议患儿监护人尽快行第 2 次异基因造血干细胞移植（allo－HSCT）。但是，未能找到 HLA 配型合适的供者，且非血缘脐血移植后患儿与其父母配型亦不相合，无法实施。因此，加用达沙替尼口服联合间断注射干扰素维持治疗以防止复发，同时行腰椎穿刺和鞘内注射预防中枢神经系统白血病。当时脑脊液检查未见异常。

跟踪随访

CAR－T 细胞治疗后，定期随访患儿至+373 天时（2017 年 12 月 12 日），住院行全面检查。骨髓细胞学提示 B－ALL 复发，原始幼稚淋巴细胞占 45%（图 2－12－1A、B），免疫分型测出一群异常 B 淋巴细胞，免疫表型与初诊时一致，即 $CD10^+CD19^+CD45^{dim}$，前体 B 淋巴细胞占全部有核细胞 48.0%（图 2－12－1C）。但患儿无不适，拒绝任何治疗而出院。1 周后，患儿因感觉乏力明显再次入院，在反复强调、解释病情后，患儿及监护人同意接受 VDCP 方案再次诱导化疗。此次复发白血病细胞 BCR－ABL(P190)融合基因定量为 16.67%，未检出 ABL 激酶区基因突变，因此继续予以达沙替尼联合治疗。其间出现严重骨髓抑制合并肺部感染等。2018 年 1 月 18 日，治疗结束后复查骨髓穿刺，骨髓细胞学提示未缓解，原始幼稚淋巴细胞占比为 23.8%。因患儿在脐带血 allo－HSCT 和 CD19 CAR－T 细胞治疗后相继 2 次复发，且对常规化疗和 TKI 均耐药，当时几乎面临无药可用的状态，故与患儿监护人反复商议、讨论后，决定给患儿行第 2 次 CD19 CAR－T 细胞治疗。

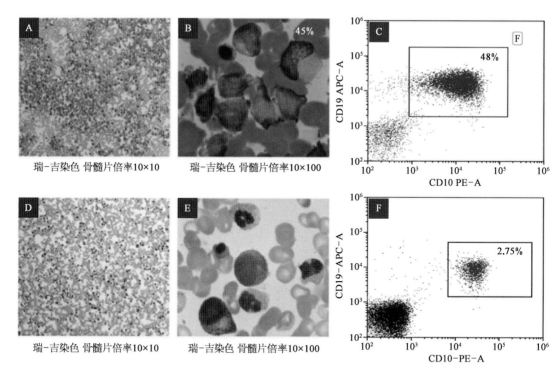

图 2－12－1·第 2 次 CD19 CAR－T 细胞治疗前后患儿骨髓细胞形态及流式检测结果

A～B：CAR－T 细胞治疗前骨髓涂片细胞形态学检测结果显示原始幼稚淋巴细胞约占全部有核细胞的 45%；C：CAR－T 细胞治疗前流式检测骨髓细胞免疫分型提示白血病细胞占全部有核细胞的 48%（CD19⁺CD10⁺，红色所示）；D～E：CAR－T 细胞治疗后骨髓涂片复查细胞形态未观察到异常原始细胞；F：CAR－T 细胞治疗后流式复测骨髓细胞提示白血病细胞比例降至 2.75%；红色代表白血病细胞，蓝色代表正常淋巴细胞，灰色代表有核红细胞和中性粒细胞等背景细胞。

■ **第 2 次 CAR－T 细胞治疗**

按照首次制备 CAR－T 细胞相同的方法，抽取患儿外周血送往实验室来体外培养 CAR－T 细胞，2 周后培养成功。综合考虑患儿此前治疗和预处理的用药，本次 CAR－T 细胞回输前选用了 FC（氟达拉滨＋环磷酰胺）方案预处理，并于 2018 年 2 月 7 日回输 CAR－T 细胞 4.9×10^6/kg。输注过程顺利，回输后+3 天起患儿出现发热，最高体温达 38.7℃，监测神志、血压、氧饱和度均正常，无胸闷、气喘等异常表现，判断为 1 级 CRS。至回输后+20 天，其间监测血常规显示血细胞恢复缓慢，故提前复查骨穿（2018 年 2 月 28 日）。骨髓细胞学检查报告未见原始细胞（图 2－12－1D、E），但流式检测提示 MRD 占比为 2.75%（图 2－12－1F），BCR－ABL（P190）融合基因定量检测为 10.91%。评估疗效为细胞学 CR、MRD 阳性。患儿监护人要求出院疗养，但因 MRD 阳性，随时有再复发可能，出院时反复叮嘱监护人一定要让患儿坚持规则口服达沙替尼。但是，患儿依从差，出院后未能规则服药，且不久后自行停用达沙替尼。

■ **第 3 次 CAR－T 细胞治疗**

2018 年 8 月 1 日，患儿自行停药后因再次"反复间断发热半月"入院，查血常规：WBC 计数为 69.90×10^9/L,Hb 为 81 g/l,PLT 计数为 34×10^9/L。患儿坚决拒绝骨髓穿刺,流式检测外周血可测出一群异常 B 淋巴细胞,占全部有核细胞的 90%,且免疫表型同前,提示原发病第 3次复发。同时,ABL 激酶区基因突变检测显示 V299L 阳性,且突变基因对达沙替尼耐药,因此根据药敏改用伊马替尼 600 mg 进行靶向治疗,并建议联合其他治疗,但患儿及监护人拒绝。

2018 年 9 月 23 日,患儿因"发热 4 天"再次入院,入院时高热、低血压,考虑感染性休克。流式检测外周血仍可检出高比例的异常 B 淋巴细胞,此次系患儿脐血移植及 2 次 CD19CAR-T 细胞治疗后的第 3 次复发,且患儿情绪极度低落,坚决拒绝任何化疗。由于当时也无法获得 CD3/CD19 双抗等其他靶向治疗药,与监护人解释病情后,监护人主动要求行第 3 次CAR-T 细胞治疗。为尽一切可能挽救患儿,研究团队决定尊重监护人意愿,再次行 CAR-T细胞治疗。

治疗前为降低肿瘤负荷,于 2018 年 10 月 19 日起予以 VICP 方案治疗 2 周,同年 11 月 14日待血细胞恢复时采集外周血 100 ml 制备 CD19 CAR-T 细胞,并在 4 天后(11 月 28 日)顺利回输自体 CAR-T 细胞 4.36×10^6/kg。回输后的不良反应与前两次相似,仅出现 1 级 CRS,但疗效评价外周血中异常 B 淋巴细胞未能清除,呈持续升高趋势,提示第 3 次 CD19 CAR-T 细胞治疗失败。此后,让患儿改为口服尼洛替尼控制病情,间断住院给予抗感染、输血等对症支持治疗。末次于 2019 年 8 月 29 日因病情持续恶化,监护人放弃治疗并自动出院。

讨论 和 总结

ALL 是儿童最常见的恶性肿瘤之一,5 年 EFS 可高达 87%,OS 可达 92%,但累计复发率为8%[1]。复发后化疗敏感性降低,预后极差,且原发耐药或复发难治的患者经过细胞毒药物化疗没有获得 MRD 阴性的完全缓解,5 年总生存率不到 10%[2]。本例患儿初诊时有 BCR-ABL阳性和白细胞高的高危预后不良因素。明确诊断后采用标准化疗获得 CR,并接受了非血缘异基因脐血造血干细胞移植术巩固治疗。令人遗憾的是,移植后不到 1 年即复发,随后接受了CD19 CAR-T 细胞治疗再次获得完全缓解(CR2)。CR2 后持续 1 年不幸又复发,此时流式检测 CD19 靶点仍然阳性,予以第 2 次 CAR-T 细胞治疗后再次获得缓解(CR3,MRD 阳性)。但白血病细胞极其顽固,患儿在 CR3 后 6 个月时又卷土重来,发生了第 3 次复发。实施第 3 次CAR-T 细胞治疗时,虽然患儿的白血病细胞表面靶分子 CD19 仍然呈阳性,但回输后未能像前两次那样取得良效,最终治疗失败。

有临床研究报告显示,CAR-T 细胞治疗后复发再次使用 CAR-T 细胞治疗一般效果不佳,反应率不到 30%[3],且中位 OS 只有 7.5 个月。关于 CAR-T 细胞治疗失败或复发的原因,目前认为与患儿 CAR-T 细胞治疗前的疾病状态、CD19 靶点消失、CAR-T 细胞在患儿体内不能有效扩增及长期存留等诸多因素有关[4,5]。该患儿前 2 次 CAR-T 细胞治疗有效,但第 3 次治疗失败,分析可能与前期 CAR-T 细胞诱导产生了抗 CAR 分子的抗体有关。其次,有多项研究显示,CAR－T细胞治疗缓解后尽早桥接异基因造血干细胞移植,这样可减少复发、提高长期生存率。特别是对于有复发高危因素的患者,推荐CAR－T细胞治疗获得缓解后的3~6个月内桥接异基因移植[6]。但该患儿早期化疗缓解后因接受过非血缘脐血移植,导致未能找到可行第2次移植的合适供者,最终不得不放弃。

总之,对于复发/难治性B－ALL行CD19 CAR－T细胞治疗虽然缓解率很高,但再次复发及CAR－T细胞耐药是当前困扰CAR－T细胞治疗的难题。CAR－T细胞治疗缓解后,如何维持治疗和保持CAR－T细胞的敏感性是今后亟待探索与解决的问题。

· 参考文献 ·

[1] Pieters R, de Groot-Kruseman H, Van der Velden V, et al. Successful therapy reduction and intensification for childhood acute lymphoblastic leukemia based on minimal residual disease monitoring: study ALL10 from the Dutch Childhood Oncology Group[J]. Journal of Clinical Oncology, 2016, 34(22): 2591 - 2601.

[2] Forman S J, Rowe J M. The myth of the second remission of acute leukemia in the adult[J]. Blood, 2013, 121(7): 1077 - 1082.

[3] Wudhikarn K, Flynn J R, Rivière I, et al. Interventions and outcomes of adult patients with B-ALL progressing after CD19 chimeric antigen receptor T-cell therapy[J]. Blood, 2021, 138(7): 531 - 543.

[4] Schultz L M, Baggott C, Prabhu S, et al. Disease burden affects outcomes in pediatric and young adult B-cell lymphoblastic leukemia after commercial tisagenlecleucel: a pediatric real-world chimeric antigen receptor consortium report[J]. Journal of Clinical Oncology, 2022, 40(9): 945 - 955.

[5] Myers R M, Taraseviciute A, Steinberg S M, et al. Blinatumomab nonresponse and high-disease burden are associated with inferior outcomes after CD19-CAR for B-ALL[J]. Journal of Clinical Oncology, 2022, 40(9): 932 - 944.

[6] Dholaria B, Savani B N, Huang X J, et al. The evolving role of allogeneic haematopoietic cell transplantation in the era of chimaeric antigen receptor T-cell therapy[J]. British Journal of Haematology, 2021, 193(6): 1060 - 1075.

(朱维维)

病例 13 CD19 CAR－T 细胞治疗 1 例复发 B－ALL 继发严重神经系统不良反应

患者一般情况

患者,女,初诊时 50 岁,身高 157 cm,体重 53 kg,农民,汉族,安徽籍。既往身体健康。

CAR－T 细胞治疗前诊疗经过

▣ 诊断

1. 主要症状和体征

患者因"反复发热、牙龈出血半月"于 2017 年 1 月就诊当地医院,当时查体:牙龈可见活动性出血,下肢皮肤可见散在紫红色点块状皮疹,无其他阳性体征。

2. 普通实验室检查

血常规显示白细胞明显升高,余两系减低(WBC 计数为 $155.15×10^9/L$,Hb 为 123 g/L,PLT 计数为 $81×10^9/L$)。

3. 特殊检查

骨髓细胞形态学报告:骨髓增生明显活跃,淋巴细胞异常增生,以原始幼稚细胞增多为主,占 93%,形态支持 ALL。骨髓免疫分型(来源于患者外院出院小结,原始报告未见):异常细胞主要表达 CD10、CD34、CD19、CD22、CD9、HLA － DR、CD304、CD58、CD43、CD66c、CyCD79a,部分表达 CD33、CD200、CD20、CD56、CD123、CD38、CD25,考虑 B－ALL(Common B)可能。融合基因 *BCR － ABL*(P190):阳性。未见骨髓细胞染色体核型分析报告(原始报告丢失)。

4. 诊断

急性 B 淋巴细胞白血病[Common B,*BCR － ABL*(P190)阳性,高危]。

治疗

1. 初诊后治疗

2017 年 1 月 26 日起,行 VDLP 方案诱导化疗并联合伊马替尼口服靶向治疗药物。初次诱导后达完全缓解(CR1),即骨髓细胞染色体为正常核型,*BCR－ABL1* 融合基因阴性。而后在外院继续行巩固强化和维持治疗共 10 次,包括以大剂量甲氨蝶呤或(和)大剂量阿糖胞苷为主的强化疗,其间共行腰椎穿刺和鞘内注射 8 次,以预防中枢神经系统白血病(CNSL)。

2. 复发后治疗

2018 年 9 月 17 日,定期复查患者骨髓细胞形态学等,结果提示骨髓增生活跃,淋巴细胞系统异常增生,且以原始幼稚淋巴细胞增多为主,占 54.5%,报告为 ALL 复发。此外,骨髓免疫分型:CD45$^-$CD34$^+$CD19$^+$CD38^{dim} 异常细胞占 37.86%;*BCR－ABL1*(P190)融合基因定量:6.54%;ABL 激酶区突变:阴性。综合结果提示为原发病第 1 次复发。2018 年 9 月 26 日,患者为求 CAR－T 细胞治疗就诊于安徽医科大学第二附属医院血液科。

CAR－T 细胞治疗

选择 CAR－T 细胞治疗的依据

患者诊断 B－ALL 明确,严格按标准方案治疗后出现复发,这种情况下若继续采取传统治疗方案能够获得完全缓解的可能性小,因此患者可以使用 CAR－T 细胞等新药。患者和家属也积极要求加入 CD19 CAR－T 细胞临床试验性治疗,在与患者及家属沟通并签署知情同意书后,开始对患者进行初步筛查和评估。① 原发病评估:骨髓细胞形态学(外院)原始幼稚淋巴细胞占 54.5%;骨髓免疫分型(外院)检出 CD45$^-$CD34$^+$CD19$^+$CD38^{dim} 异常细胞占 37.86%;*BCR－ABL1*(P190)融合基因定量(外院)为 6.54%;ABL 激酶区突变(外院)未检出突变;外周血流式微小残留病灶检测(FCM－MRD)为阴性。② 治疗靶点:流式细胞术检测白血病细胞表面 CD19$^+$。③ 体能状态:ECOG 评分为 1 分。④ 血细胞和 T 淋巴细胞水平:WBC 计数为 2.11×10^9/L,NEUT 计数为 1.00×10^9/L,Ly 计数为 0.95×10^9/L,Hb 为 98 g/L,PLT 计数为 46×10^9/L;CD3$^+$ T 淋巴细胞百分比为 91.90%。⑤ 脏器功能:心、肝、肾等脏器功能正常。⑥ 感染:无活动性感染。经评估,符合接受 CAR－T 细胞试验性治疗的条件。在与患者本人及家属充分沟通和解释 CAR－T 治疗相关风险后,患者本人及家属仍然积极要求接受 CAR－T 细胞治疗。考虑患者肿瘤负荷较高,签字同意后首先于 2018 年 9 月 28 日起行 VDCP(长春新碱+柔红霉素+环磷酰胺+泼尼松)方案治疗 2 周,以降低肿瘤负荷。

CAR－T 细胞制备

2018 年 10 月 31 日,复查血常规提示:WBC 计数为 6.33×10^9/L,NEUT 计数为

$5.06×10^9/L$，Ly 计数为 $1.01×10^9/L$，Hb 为 64 g/L，PLT 计数为 $42×10^9/L$。淋巴细胞亚群：$CD3^+$ T 淋巴细胞百分比为 93.10%。外周血 FCM－MRD：阴性。根据研究方案制备 CAR－T 细胞前需要的 $CD3^+$ 淋巴细胞数量，在结合 T 细胞检测结果进行换算后，采集 120 ml 外周血送往实验室制备自体CAR－T细胞。2018 年 11 月 8 日，与实验室沟通了解情况，回复CAR－T 细胞制备顺利。

■ CAR－T细胞回输前预处理方案的制订和实施

2018 年 11 月 9 日起予以 FC（氟达拉滨＋环磷酰胺）方案预处理清除淋巴细胞。2018 年 11 月 12 日（-2 天）复查骨髓穿刺，骨髓细胞学提示骨髓原始血细胞占 18.0%，外周血涂片未见原始血细胞。骨髓细胞免疫分型报告 $CD34^+$ $CD10^+$ $CD19^+$ $CD45^{dim}$ 异常细胞占 19.0%（图 2－13－1A），分子生物学 *BCR－ABL1*（P190）融合基因定量为 9.13%。2018 年 11 月 13 日行腰椎穿刺，脑脊液细胞检查提示中枢神经系统有白血病细胞侵犯，脑脊液中的 $CD10^+CD19^+$

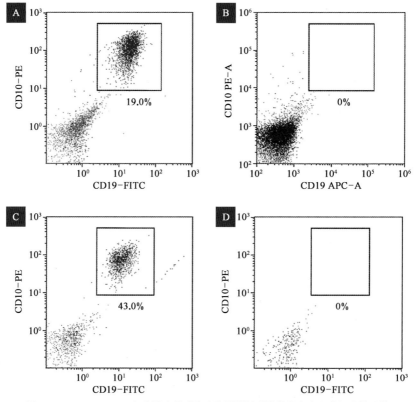

图 2－13－1 · CAR－T细胞治疗前后流式检测骨髓及脑脊液中白血病细胞的比较

A：CAR－T细胞治疗前流式检测骨髓中的白血病细胞占全部有核细胞的 19.0%（$CD10^+$ $CD19^+$，方框内红色所示）；B：CAR－T细胞治疗后流式检测骨髓中的白血病细胞消失（0%）；C：CAR－T细胞治疗前流式检出脑脊液中的白血病细胞占全部有核细胞的 43.0%（$CD10^+$ $CD19^+$，方框内红色所示）；D：CAR－T细胞治疗后脑脊液中的白血病细胞消失（0%）；方框外蓝色代表正常淋巴细胞，灰色代表中性粒细胞等背景细胞。

CD45^{dim}细胞高达 43.0%(图 2-13-1C),但患者当时无任何神经系统异常症状及体征。2018年 11 月 14 日,回输质量合格的自体 CD19 CAR-T 细胞 100 ml,CAR-T 细胞总数为 3.1×10^6/kg,回输过程顺利。

▪ CAR-T 细胞治疗后的不良反应和疗效评价

患者在 CAR-T 细胞输注后当日夜间即开始出现反复发热,最高体温达 39℃以上,发热时有一过性头痛,热退后好转。其间监测患者血氧饱和度正常,发热时心率一过性加快,最高达130~140 次/分,热退后心率维持在 100 次/分左右。监测血压基本维持在 90/60 mmHg 以上,仅在+5 天热退后出现一过性血压降低,最低为 85/45 mmHg,予以补液后血压升至正常,考虑为退热后液体丢失相关的体液性低血压。未使用升压药物、白细胞介素-6 受体(IL-6R)单抗或糖皮质激素等,综合评估为 2 级 CRS。监测血象及肝肾功能,继发了Ⅳ度血液学毒性,未出现肝、肾等器官不良反应。输注后+19 天(12 月 3 日)复查骨髓穿刺,骨髓细胞学未见原始细胞、FCM-MRD 阴性、BCR-ABL(P190)融合基因定量阴性,但患者血细胞尚未恢复,因此予以刺激造血、输注红细胞及血小板、预防出血等支持对症治疗。输注后+33 天(12 月 17 日),再次行骨髓穿刺等检查:骨髓细胞形态学提示骨髓增生尚活跃,未见白血病细胞;骨髓流式检查未检出异常白血病细胞,MRD 阴性(图 2-13-1B);BCR-ABL(P190)融合基因定量为阴性。腰椎穿刺复查脑脊液常规及生化均正常,脑脊液涂片细胞学及流式检测提示脑脊液中异常白血病细胞消失(图 2-13-1D),并且无头痛、恶心呕吐等不适。因此,评估疗效为"MRD阴性完全缓解"(CR2)。

▪ 跟踪随访

回输 CAR-T 细胞后+34 天,患者起床时突发感觉双下肢无力,当时在家属搀扶下尚可行走,后乏力症状逐渐加重,同时伴有双足麻木并逐渐向上扩展。1 周后(+41 天),双下肢完全瘫痪不能行走,其间无发热、头痛、神志及精神异常,也无癫痫发作等症状,行头颅磁共振检查未见明显异常。查体神志清楚,精神可,言语清晰,对答切题,上肢活动正常,双下肢肌力Ⅲ级、肌张力减低、双侧巴氏征阳性、脐水平以下针刺痛觉减退。补充行头颅及颈胸腰椎磁共振(平扫与弥散加权成像)检查,提示胸椎、腰椎弥漫性信号不匀:腰 4/5 椎间盘膨出;胸椎、腰椎退行性病变;椎管内和脊柱旁未见异常占位性病变(图 2-13-2)。肌电图检查提示:双胫、双腓总运动神经及双腓浅感觉神经受损,双腓肠感觉神经未见异常。再次行腰椎穿刺检查,测颅内压在正常范围,脑脊液外观无色透明,脑脊液常规及生化均正常。脑脊液涂片细胞学及流式均未检出异常淋巴细胞。此外,脑脊液 TORCH 系列抗体检测(即弓形虫、风疹病毒、巨细胞病毒、单纯疱疹病毒Ⅰ型/Ⅱ型、IgG 及 IgM 抗体检测)中 EB 病毒(epstein-barr virus, EBV)和巨细胞病毒(cytomegalovirus, CMV)核酸拷贝数等检查均未见异常。

随后 3 周内,患者下肢无力和麻木症状进行性加重,偶有大小便不能控制,无呼吸、吞咽困难等。查体第 6 胸椎以下针刺觉和触觉减退，第 10 胸椎以下触觉消失，双侧腹壁反射未引出，双下肢肌力 I 级，双下肢腱反射消失，双侧巴氏征阳性。其间请神经内科和康复科会诊，考虑"急性脊髓炎"可能，先后予以丙球蛋白及糖皮质激素，并联合营养神经、康复理疗等辅助支持治疗，患者神经系统受损的表现逐渐稳定，未再继续加重后出院回家观察疗养。

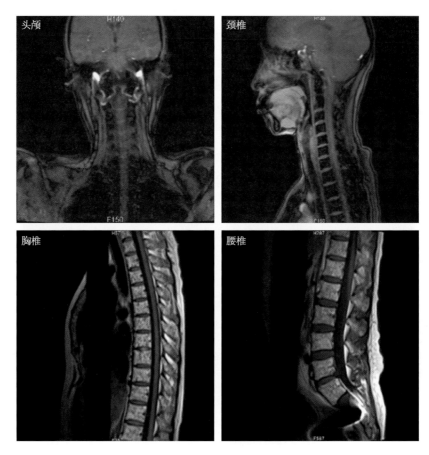

图 2 – 13 – 2 · 磁共振检查图像

头颅及颈、胸、腰椎磁共振检查显示椎体、椎管内和脊柱旁未见异常占位病灶。

1 个月后，患者按医嘱回科复查随诊，入院时查体：双下肢肌张力减低，肌力仍为 I 级，感觉减退维持在第 6 胸椎层面，症状及体征较前未再加重。查血常规显示三系在正常范围内，外周血 FCM – MRD 阴性。复查骨髓穿刺，骨髓细胞形态学未见异常白血病细胞，骨髓 FCM – MRD 阴性，BCR – ABL (P190) 融合基因定量阴性。复查腰椎穿刺，颅内压处于正常范围，脑脊液常规、生化均正常，脑脊液 FCM – MRD 阴性，脑脊液涂片也未见原始细胞，结果提示原发病仍处于完全缓解状态。送检脑脊液 CAR – T 细胞残留结果为阳性。综合分析，患者多次影像学检查无颅内和脊柱占位等异常病灶，多次脑脊液检查也无颅内感染和白血病细胞侵犯的证据，最终考虑为 CAR – T 细胞治疗相关的 4 级 ICANS。

后期该患者因生活行动不便，一直在家中静养，电话跟踪随访至 +180 天时，得知患者因发热、牙龈出血就诊当地医院,完善检查后诊断为白血病再次复发,复发后未予以特殊治疗,+210天因颅内出血离世。

讨论 和 总结

CRS 和 ICANS 是 CAR-T 细胞治疗相关的特殊不良反应。在 CAR-T 细胞应用于临床的早期,无统一的定义和分级系统。最早在 2014 年,Lee 等人基于不良事件通用术语标准(Common Terminology Criteria for Adverse Events 4.03)提出了 CAR-T 细胞治疗相关 CRS 的概念并初步制定了反映 CRS 严重程度的分级系统[1]。该标准主要是根据发热的程度和持续时间、细胞因子的升高程度、低血压和低氧血症的程度及神经系统异常症状进行评价,并且此标准中的神经系统异常症状尚归于 CRS 分级系统中的一部分。随着脑水肿等神经系统严重不良事件的出现,CAR-T 细胞治疗相关的神经系统毒性才引起了广泛重视,并从 CRS 系统中独立出来,并被命名为 CAR-T 细胞相关脑病综合征(CAR-T cell related encephalopathy syndrome,CRES)。

此外,美国纪念斯隆凯特琳癌症中心(Memorial Sloan-Kettering Cancer Center)、宾夕法尼亚大学(University of Pennsylvania)等机构的 CAR-T 细胞试验性治疗研究小组均制定了各自的定义及分级系统[2-4]。但由于各中心或研究团队对 CAR-T 细胞治疗毒性的评估和分级标准存在差异,导致相互之间 CAR-T 细胞治疗产品的安全性很难比较,治疗和处理这些毒性反应的方法也比较混乱,缺乏推荐的依据。为此,2018 年 6 月,在美国血液与骨髓移植协会的支持下,来自免疫细胞治疗领域的众多专家于美国弗吉尼亚州阿灵顿召开会议,统一制定了免疫细胞治疗相关的 CRS 和 ICANS 的定义、分级标准及相应的治疗共识[5]。该共识获得了广泛的认可,也成了目前最普遍使用的定义和分级系统。

该患者在预处理后、CAR-T 细胞回输前,行脑脊液检查明确有白血病中枢神经系统侵犯。在单纯接受 CAR-T 细胞治疗后,复查达到完全缓解,且从脑脊液中检测出 CAR-T 细胞,证明 CAR-T 细胞能够通过血脑屏障进入中枢神经系统,进而杀伤肿瘤细胞。但在输注 CAR-T 细胞后+34 天,患者出现了异常神经症状和体征。通过较长时间的临床观察,并结合反复的各项相关检查及多学科会诊,最后评定为 4 级 ICANS。虽然予以丙球蛋白、糖皮质激素等治疗后控制了神经系统受损的继续加重和进展,但未能完全逆转,+41 天后一直处于双下肢瘫痪状态,+210 天时因疾病再次复发、快速进展而恶化去世。由此可见,CD19 CAR-T 细胞治疗中枢神经系统白血病疗效确切,但同时可能会带来严重的神经系统不良反应,需引起高度重视。

ICANS 的临床表现复杂多样,包括意识障碍、癫痫、脑水肿、肢体运动障碍等,其发生、发展机制尚无统一定论。有研究表明,发生 ICANS 的患者外周血中 IL-1、IL-6、IFN-γ、TNF-α、GM-CSF 等细胞因子水平明显升高[6],这些细胞因子会激活单核/巨噬细胞系统,导致免疫系统过度激活。过量的细胞因子和炎症介质通过与内皮细胞的相互作用,介导内皮细胞过度活化与损伤,从而导致血脑屏障功能障碍[7]。不仅如此,这也促进了外周的细胞因子和免疫细胞向中枢神经系统浸润,导致中枢神经系统内过度的炎症反应。相关个案报道也显示,在致命性脑水肿患者的白质及脑血管间隙中有大量巨噬细胞浸润[8]。此外,一项单细胞测序研究还发现,脑血管中的壁细胞也表达 CD19,脱靶效应也可能是 ICANS 发生的重要机制[9]。本例患者的 ICANS 表现为肢体瘫痪而不是常见的脑水肿、癫痫、意识障碍等,对此检索相关文献,尚无系统性研究报道,仅见于个案报道[10],因此具体机制尚无定论。本研究团队推测该患者 ICANS 的发生与输注 CAR－T 细胞前中枢神经系统的高肿瘤负荷有关(脑脊液中 $CD10^+CD19^+$ $CD45^{dim}$ 细胞高达 43.0%),但为何发生在脊髓而不是脑部仍有待进一步探索。

针对 ICANS 的处理,在 2022 年出版的 *EBMT/EHA CAR－T Cell Handbook* 中有所阐述[11]。具体来说,1 级 ICANS 建议予以支持治疗,而≥2 级的 ICANS 建议予以静脉注射糖皮质激素治疗,推荐的剂量为:2~3 级,地塞米松 10~20 mg,每 6 小时 1 次,直到症状改善;4 级,甲泼尼龙 1 g 每天 1 次,至少 3 天,直到症状改善。癫痫发作可用左乙拉西坦治疗,持续癫痫状态可予以苯二氮䓬类药物治疗,但不建议使用预防性抗癫痫药物。严重的 ICANS(3~4 级)常合并重度 CRS,这种情况下应及时转移到重症监护病房治疗。

综上,CD19 CAR－T 细胞治疗 B－ALL 中枢神经系统白血病疗效确切,但同时可能会带来严重的神经系统不良反应,需引起高度重视。此外,ICANS 的临床表现复杂多样,密切的监测、早期发现并处理是目前处理 ICANS 的策略,而更好的预防及治疗方法需进一步探索。

◆ 参考文献 ◆

[1] Lee D W, Gardner R, Porter D L, et al. Current concepts in the diagnosis and management of cytokine release syndrome[J]. Blood, 2014, 124(2): 188-195.

[2] Park J H, Rivière I, Gonen M, et al. Long-term follow-up of CD19 CAR therapy in acute lymphoblastic leukemia[J]. New England Journal of Medicine, 2018, 378(5): 449-459.

[3] Porter D, Frey N, Wood P A, et al. Grading of cytokine release syndrome associated with the CAR T cell therapy tisagenlecleucel[J]. Journal of Hematology and Oncology, 2018, 11: 1-12.

[4] Neelapu S S, Tummala S, Kebriaei P, et al. Chimeric antigen receptor T-cell therapy — assessment and management of toxicities[J]. Nature Reviews Clinical Oncology, 2018, 15(1): 47-62.

[5] Lee D W, Santomasso B D, Locke F L, et al. ASTCT consensus grading for cytokine release syndrome and neurologic toxicity associated with immune effector cells[J]. Biology of Blood and Marrow Transplantation, 2019, 25(4): 625-638.

[6] Gu T, Hu K, Si X, et al. Mechanisms of immune effector cell-associated neurotoxicity syndrome after CAR-T treatment[J]. WIREs Mechanisms of Disease, 2022, 14(6): e1576.

[7] Norelli M, Camisa B, Barbiera G, et al. Monocyte-derived IL-1 and IL-6 are differentially required for cytokine-release syndrome and neurotoxicity due to CAR T cells[J]. Nature Medicine, 2018, 24(6): 739-748.

[8] Torre M, Solomon I H, Sutherland C L, et al. Neuropathology of a case with fatal CAR T-cell-associated cerebral edema[J]. Journal of Neuropathology and Experimental Neurology, 2018, 77(10): 877-882.

[9] Parker K R, Migliorini D, Perkey E, et al. Single-cell analyses identify brain mural cells expressing CD19 as potential

off-tumor targets for CAR-T immunotherapies［J］. Cell, 2020, 183(1)：126－142. e117.

［10］ Nair R, Drillet G, Lhomme F, et al. Acute leucoencephalomyelopathy and quadriparesis after CAR T-cell therapy［J］. Haematologica, 2021, 106(5)：1504－1506.

［11］ Rees J H. Management of immune effector cell-associated neurotoxicity syndrome（ICANS）［M］. Cham（CH）：Springer, 2022.

（安福润）

病例 ⑭ CD19 CAR‑T细胞治疗 1例儿童复发难治性 B‑ALL 无反应及其机制探索

患者一般情况

患儿,女,初诊时9岁,身高125 cm,体重19 kg,汉族,安徽籍。无先天性疾病或遗传性家族病史。

CAR‑T细胞治疗前诊疗经过

▋诊断

1. 主要症状和体征

2011年8月,监护人发现患儿头颈部出现小包块,观察1月余有逐渐增大趋势,遂在当地医院就诊。当时患儿无明显不适,体检发现患儿右耳下可触及肿大淋巴结,最大约2.0 cm×1.5 cm;面部及颈部等部位可触及多枚较小包块,大小0.6 cm×0.6 cm左右,边界清楚,质地较硬,无粘连和压痛;胸骨无压痛,肝肋下4 cm,脾肋下1 cm,质软,无触痛。

2. 普通实验室检查

2011年9月16日,查血常规提示:WBC计数为 $18.6×10^9/L$,NEUT计数为 $0.60×10^9/L$,Ly计数为 $17.5×10^9/L$,Hb为91 g/L,PLT计数为 $71×10^9/L$。

3. 特殊检查

骨髓细胞形态学检查见原始幼稚淋巴细胞约占81.0%,提示ALL。骨髓细胞免疫分型检查提示为B‑ALL,主要抗原表达为 $CD34^+CD19^+CD10^+CyCD79a^+CD22^+CD45^-$。骨髓细胞染色体核型检查结果为46,XX[20]。白血病全套融合基因检测未发现异常。

4. 诊断

急性B淋巴细胞白血病(B‑ALL,普通型,中危)。

▊ 治疗

1. 初诊后治疗

患儿采用泼尼松诱导治疗 8 天反应良好,随后予以"DNR+VCR+L－ASP+Pred"(柔红霉素+长春新碱+左旋门冬酰胺酶+泼尼松)方案标准剂量诱导化疗。第 19 天复查骨髓细胞学显示原始幼稚淋巴细胞比例为 4.0%;第 33 天复查骨髓穿刺和流式细胞学显示 MRD 阳性(2.24%)。按照 SCMC－ALL－2005 方案中的危险度分层标准,将患儿的危险度从"中危"提升到"高危"。予以"CTX+Ara－C+6－MP"(环磷酰胺+阿糖胞苷+6－巯基嘌呤)方案再诱导,第 55 天复查骨髓细胞 MRD 仍为阳性(1.29%),故将危险度由"高危"进一步提升到"超高危"。同时,建议患儿尽早行 allo－HSCT,但监护人因经济困难等原因暂不考虑移植,要求继续化疗。按照儿童 ALL 超高危方案调整治疗后,患儿达到缓解(MRD 转阴),并后续予以系统巩固强化和维持治疗。患儿于 2014 年 3 月起停药,观察随诊。

2. 第 1 次复发后治疗

2014 年 11 月 3 日,患儿定期复查监测血常规时发现血小板降低,立即行骨髓穿刺进一步检查证实白血病复发(第 1 次髓内复发)。当时骨髓细胞形态检查可见原始幼稚淋巴细胞占比为 92.0%;免疫表型、染色体核型分析及白血病相关融合基因检查均与初诊时一致。再次行"DNR+VCR+L－ASP+Pred"(长春新碱+柔红霉素+左旋门冬酰胺酶+泼尼松)方案诱导化疗,第 19 天骨髓细胞形态学提示原始细胞为 20.0%,第 40 天骨髓 MRD 转为阴性。因患儿通过治疗反应和 MRD 检测结果已从初诊时的中危 ALL 提升到超高危 ALL,且已出现复发,建议尽快行 allo－HSCT,但监护人因经济困难再次拒绝。随后,监护人带患儿至外省某中医院行化疗结合中医药治疗,共计 5 个疗程(具体不详)。监护人自诉治疗期间定期监测骨髓细胞形态学和 MRD 等,均未发现明显异常(未见报告单)。

3. 第 2 次复发后治疗

2016 年 3 月,患儿因再次出现血小板下降,行骨髓细胞形态学等检查发现原始幼稚淋巴细胞占比超过 80.0%,明确诊断为白血病第 2 次髓内复发,遂转入安徽医科大学第二附属医院血液科要求行 CAR－T 细胞治疗。

CAR－T 细胞治疗

▊ 选择 CAR－T 细胞治疗的依据

患儿属于超高危 ALL,此次系第 2 次复发。患儿前期已接受多次诱导和巩固强化等大剂量化疗,两次缓解期间均因经济困难等因素未行 allo－HSCT,明确符合"复发难治性 B－ALL"诊断标准。后续即使行强制性 allo－HSCT,仍很难控制病情。如或有幸获得缓解,也极易复发,预后极差。参考国内外相关指南,该患儿可进入临床试验接受 CD19 CAR－T 细胞治疗。

在与患儿监护人充分解释沟通病情、签署知情同意书后,开始对患儿进行以下筛查和评估。① 原发病评估:骨髓细胞学显示骨髓增生活跃,原始幼稚淋巴细胞占 80%,骨髓免疫分型显示检出 70% 的原始幼稚淋巴细胞,免疫表型为 $CD34^+CD19^+CD10^+CyCD79a^+CD20^+CD38^+CD71^+CD45^{dim}$,部分表达 CD22。② 治疗靶点:流式细胞术确认白血病细胞表面 $CD19^+$。③ 体能状态:ECOG 评分为 2 分。④ 血细胞和 T 淋巴细胞水平:外周血淋巴细胞数量为 $2.23×10^9/L$,$CD3^+$ T 细胞比例为 91.8%,计算 $CD3^+$ T 细胞数量为 $2.05×10^9/L$,外周血 MRD 占比为 0.45%,符合采血要求。⑤ 脏器功能:心、肝、肾等脏器功能基本正常。⑥ 感染:无活动性感染及其他特殊感染。

抽取患者外周血或分离单个核细胞

患儿一般情况尚可,外周血 T 淋巴细胞计数在正常值范围,符合本研究项目体外制备自体 CAR－T 细胞需要的 T 淋巴细胞数量要求。按照研究方案将所需要的 T 淋巴细胞数量换算为全血体积后,于 2016 年 3 月 12 日采集外周静脉血 100 ml 送往实验室,在体外制备 CAR－T 细胞。

体外制备 CAR－T 细胞质量的预评价

外周血单个核细胞采集后第 7 天,实验室回报 CAR－T 细胞生长良好,制备过程顺利,可以启动 CAR－T 细胞回输前的预处理。

CAR－T 细胞回输前预处理方案的制订和实施

患儿采血时虽然外周血白血病细胞比例不高(外周血 MRD 占比为 0.45%),但流式检测骨髓中异常 B 淋巴细胞比例高达 84.0%,肿瘤负荷偏高。为防止肿瘤溶解综合征、重度 CRS 和 ICANS 的发生,于采血后次日开始应用 VDCP(长春新碱+柔红霉素+环磷酰胺+泼尼松)方案预化疗处理 1 周,随后监测外周血白细胞和淋巴细胞计数已有明显减少,未序贯 FC 等方案来完成清除淋巴细胞的预处理。

回输 CAR－T 细胞

采血后第 14 天,回输质量合格的自体 CD19 CAR－T 细胞 100 ml,剂量为 $5×10^6/kg$。

不良反应的监测和处理

回输 CD19 CAR－T 细胞后+7 天起,患儿出现间断发热,但最高体温未超过 39℃,无胸闷、气促、意识障碍及行为异常等;监测其血压与氧饱和度均正常,IL－6 等炎症因子未见升高,肝肾、凝血功能等检测指标均未发现异常,评估 CRS 1 级,无 ICANS。

疗效评价

回输 CD19 CAR－T 细胞后+8 天,检测外周血 MRD 阳性(占比为 1.60%),与输注 CAR－T 细胞前相比有所升高(输注前占比为 0.30%)。+15 天行骨髓穿刺,骨髓细胞形态学报告见骨髓中原始细胞高达 90%,流式免疫分型提示 CD19$^+$ 异常 B 淋巴细胞为 71.4%。外周血和骨髓细胞检查均提示,回输 CD19 CAR－T 细胞后,患儿体内白血病细胞不仅未被清除,反较回输前有所升高,疾病呈进展趋势。考虑到 CAR－T 细胞治疗时,该患儿体内肿瘤细胞负荷很高,且无明显不良反应,该情况可能与回输的 CAR－T 细胞数量相对不足有关,故于+16 天(2016 年 4 月 12 日)补充回输相同的自体 CD19 CAR－T 细胞 100 ml,且剂量提高到 $1×10^7$/kg。但是,3 天后(+19 天)复测外周血 MRD 显示,白血病仍未能控制,原始细胞升高到 5.10%。

后续治疗

确认首次 CAR－T 细胞治疗失败后,由于反复检测患儿白血病细胞上 CD19 抗原仍然呈强阳性,故决定再启动一次 CD19 CAR－T 细胞治疗。为排除患儿自体内可能存在较高 T 淋巴细胞对 CAR－T 细胞功能和扩增的影响,此次 CAR－T 细胞回输前给予了标准剂量的 FC 预处理方案来清除淋巴细胞。2016 年 4 月 29 日,第 3 次回输自体 CD19 CAR－T 细胞 100 ml,剂量提高到 $1×10^8$/kg。回输 CAR－T 细胞过程仍然顺利,回输后无持续高热等不良反应。第 3 次回输后+10 天(2016 年 5 月 9 日),复查骨髓细胞形态学和流式细胞学检测结果均提示,骨髓中仍然存在大量的原始幼稚淋巴细胞(50.0% 以上)。随后 1 月余(至 2016 年 6 月 12 日),持续监测外周血流式细胞学,异常白血病细胞呈进行性升高,最终评定第 3 次 CD19 CAR－T 细胞治疗仍然无效,且患儿原发病快速进展恶化。

因当时针对 CD22、CD79 等靶点的免疫新药或其他临床试验性治疗方案均未能获及或参加,为尽一切可能救治患儿,治疗组改用传统大剂量挽救性化疗(CAM 方案等)。但患儿化疗后仍未能获得 CR,且出现严重骨髓抑制和重度血细胞减少,同时合并口腔出血、呼吸系统重症感染等。患儿病情危重,随时可能有生命危险。监护人最终决定放弃治疗,带患儿自动出院回家,不久后离世。

讨论 和 总结

该患儿起病时 9 岁,初诊时明确诊断为 B－ALL(中危)。一般该年龄段罹患此种类型 B－ALL 的患儿,单纯化疗即可取得较好的疗效,而且 5 年以上 EFS 已经超过 80.0%[1]。该患儿在初始化疗阶段就未能达到预期效果,两次诱导化疗后虽然获得细胞学缓解,但多次检测 MRD 始终阳性,因此将危险度分层上调至"超高危组"。经过调整化疗方案并加大化疗强度,患儿获得了较长时间的持续 CR(接近 3 年),但因家庭经济困难等原因,未能接受 allo－HSCT 巩固治疗,最终相继复发两次。

　　患儿在第 2 次复发时接受了 CD19 CAR-T 细胞治疗。虽然制作 CAR-T 细胞的整个过程非常顺利,患儿也按期回输了足够剂量的 CAR-T 细胞,但其白血病细胞不降反增。此时,患儿白血病细胞表面靶抗原 CD19 仍为强阳性(图 2-14-1),故先后补输注两次高剂量的 CAR-T 细胞。虽然回输后监测患儿体内的 CAR-T 细胞显示出较好的扩增和较长时间的存留(图 2-14-2),但是结果却十分遗憾,患儿似乎对自体的 CD19 CAR-T 细胞原发耐药,治疗后多次进行疗效评估均未观测到任何治疗反应,且疾病呈持续快速进展。

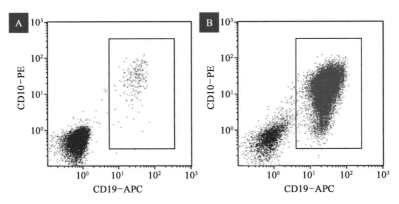

图 2-14-1 · 患儿外周血和骨髓中白血病细胞表面 CD19 的检测结果

流式检测患儿外周血(A)和骨髓(B)均可检出 CD19$^+$ 白血病细胞(CD19$^+$CD10$^+$,方框内红色所示);方框外蓝色代表正常淋巴细胞,灰色代表中性粒细胞等背景细胞。

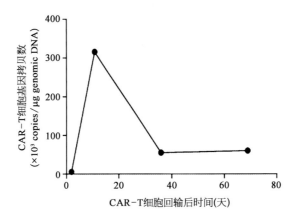

图 2-14-2 · CAR-T 细胞在患儿体内的代谢情况

采用 QT-PCR 检测患儿不同时间点 CAR-T 细胞基因拷贝数(×10^3 copies/μg genomic DNA),其检测时间点分别为输注后第 2 天、第 11 天、第 36 天及第 69 天。

　　关于 CD19 CAR-T 细胞治疗 CD19$^+$ r/r B-ALL 原发耐药的原因和产生机制目前尚不明确。有学者报道,这可能与患者起始 T 细胞的功能异常或缺陷有关,也可能与白血病细胞负荷过高(尤其是合并髓外疾病)有关[2,3]。该患儿在两次接受 CAR-T 细胞治疗前评估病情均显示,白血病细胞表面 CD19 抗原呈强阳性(图 2-14-1),且无任何髓外侵犯病灶的证据,也未检出任何遗传学高危因素。虽然骨髓内原始细胞比例较高,但每次回输CAR-T细胞前都按标准方案有效进行了降低肿瘤负荷的预处理。因此,为寻找该患儿CD19 CAR-T细胞治疗失败的原因,研究团队把关注焦点集中在患儿自身T淋巴细胞是否存在缺陷。通过系统分析采血前患儿外周血、骨髓及回输时CAR-T细胞产品的T细胞数量和其中的T细胞亚群构成比,结果显示CD3⁺T细胞总数均正常,但患儿外周血和骨髓中的CD4和CD8双阴性T细胞(CD3⁺CD4⁻CD8⁻ T cells)比例明显高于同年龄段健康儿童(图2-14-3、图2-14-4)。并且,与其他治疗反应良好的患者相比,该患儿CAR-T细胞产品中的CD3⁺CD4⁻CD8⁻双阴性T细胞比例也显著升高(图2-14-5)。

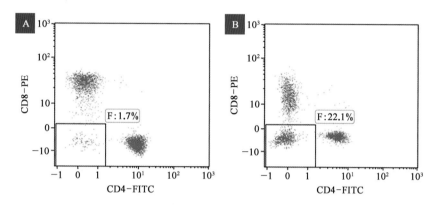

图2-14-3 · 患儿外周血中 CD4⁻CD8⁻双阴性 T 细胞与同龄健康儿童的比较

A:同龄健康儿童外周血中的 CD4⁻CD8⁻双阴性 T 细胞占全部 T 细胞的 1.7%;B:白血病患儿外周血中的 CD4⁻CD8⁻双阴性 T 细胞高达 22.1%;采用流式检测患儿外周血中的 T 淋巴细胞亚群,方法学依据参考文献^[4],以 CD3⁺ T 细胞设门,分析其中不表达 CD4 和 CD8 的细胞亚群;方框内红色代表 CD4⁻CD8⁻双阴性 T 细胞(CD3⁺CD4⁻CD8⁻ T 细胞),框外灰色代表除 CD3⁺CD4⁻CD8⁻ T 细胞外的其他 T 淋巴细胞亚群。

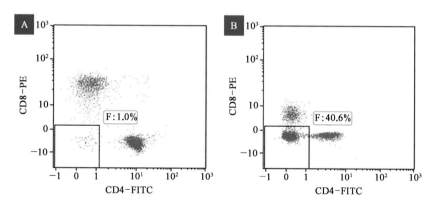

图2-14-4 · 患儿骨髓中 CD4⁻CD8⁻双阴性 T 细胞与同龄健康儿童的比较

A:同龄健康儿童骨髓中的 CD4⁻CD8⁻双阴性 T 细胞占全部 T 细胞的 1.0%;B:白血病患儿骨髓中的 CD4⁻CD8⁻双阴性 T 细胞占比高达 40.6%;采用流式检测患儿骨髓中的 T 淋巴细胞亚群,方法学依据参考文献^[4],以 CD3⁺ T 细胞设门,分析其中不表达 CD4 和 CD8 的细胞亚群;方框内红色代表 CD4⁻CD8⁻双阴性 T 细胞(CD3⁺CD4⁻CD8⁻ T 细胞),框外灰色代表除 CD3⁺CD4⁻CD8⁻ T 细胞外的其他 T 淋巴细胞亚群。

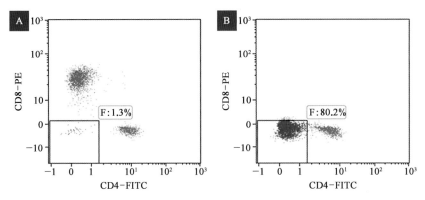

图 2-14-5·治疗失败患儿与治疗缓解患儿 CD19 CAR－T 细胞产品中 CD4⁻CD8⁻双阴性 T 细胞的比较

A：CAR－T 细胞治疗获得缓解的患儿 CD19 CAR－T 细胞产品中 CD4⁻CD8⁻双阴性 T 细胞占全部 T 细胞的 1.3%；B：CAR－T 细胞治疗失败的患儿 CD19 CAR－T 细胞产品中 CD4⁻CD8⁻双阴性 T 细胞的占比高达 80.2%；方框内红色代表 CD4⁻CD8⁻双阴性 T 细胞（CD3⁺CD4⁻CD8⁻ T 细胞），框外灰色代表除 CD3⁺CD4⁻ CD8⁻ T 细胞外的其他 T 淋巴细胞亚群。

已知正常情况下，健康人外周血 CD3⁺ T 细胞主要由 CD3⁺CD4⁺辅助性 T 细胞和 CD3⁺ CD8⁺细胞毒性 T 细胞两大亚群组成，CD3⁺CD4⁻CD8⁻ T 细胞比例很低，一般不超过 10.0%。其中，主要包括自然杀伤 T 细胞（natural killer T cells, NKT）、γ/δ T 细胞和 CD4⁻CD8⁻双阴性 T 细胞（double negative T cells, DNT）。为明确该患儿 CD3⁺CD4⁻CD8⁻ T 细胞中的具体亚型，研究团队进一步采用多参数抗原标记和流式检测分析排除了 NKT 细胞和 γ/δ T 细胞增高的可能性，明确该患儿 CD3⁺CD4⁻CD8⁻ T 细胞是以非 NKT 和 γ/δ T 细胞为主的 DNT 细胞。有研究显示，人类和小鼠的外周血与淋巴器官中的 DNT 细胞仅占 T 淋巴细胞总数的 1.0%～3.0%[3]，且对 CD3⁺CD4⁺ T 细胞、CD3⁺CD8⁺ T 细胞、B 淋巴细胞、树突状细胞及 NK 细胞均表现出很强的抑制活性，对阻止同种移植排斥反应和自身免疫性疾病发挥重要作用[5,6]。据此，本团队推测该患儿体内 DNT 异常升高及由此制备 CAR－T 细胞时转染扩增出的大量 CAR－DNT 细胞可能是导致 CAR－T 细胞治疗无效的主要原因，而其 T 细胞亚群构成异常，即 DNT 细胞异常增多也可能是该患儿前期化疗后 MRD 持续阳性和反复复发的关键因素之一。关于 DNT 细胞的产生机制及其是如何干扰 CAR－T 细胞的靶向杀伤功能尚需要在未来深入研究。

综上，患者自体 CAR－T 细胞治疗肿瘤能否取得成功，不仅与肿瘤生物学特性和体内分布、CAR－T 细胞的构建、制作技术及获取的数量密切相关，而且也会受到患者起始 T 细胞的质量和结构对 CAR－T 细胞的制作和杀伤功能的重要影响。因此，在决定实施自体 CAR－T 细胞之前，最好对患者的免疫功能（尤其是 T 细胞亚群的组成和功能状态）进行全面系统测评，这样可以为进一步完善 CAR－T 细胞治疗前后的技术指标和管理体系、预测 CAR－T 细胞疗效提供重要信息。

· 参考文献 ·

[1] Jeha S, Pei D, Choi J, et al. Improved CNS control of childhood acute lymphoblastic leukemia without cranial irradiation: St Jude Total Therapy Study 16[J]. Journal of Clinical Oncology, 2019, 37(35): 3377-3391.

[2] Finney O C, Brakke H, Rawlings-Rhea S, et al. CD19 CAR T cell product and disease attributes predict leukemia remission durability[J]. The Journal of Clinical Investigation, 2019, 129(5): 2123-2132.

[3] Merims S, Li X, Joe B, et al. Anti-leukemia effect of ex vivo expanded DNT cells from AML patients: a potential novel autologous T-cell adoptive immunotherapy[J]. Leukemia, 2011, 25(9): 1415-1422.

[4] 王会平,沈元元,熊术道,等.老年急性髓细胞白血病患者调节性 T 细胞的表达及临床意义[J].中华老年医学杂志,2013,32(7): 754-756.

[5] Maccari M E, Fuchs S, Kury P, et al. A distinct CD38$^+$ CD45RA$^+$ population of CD4$^+$, CD8$^+$, and double-negative T cells is controlled by FAS[J]. Journal of Experimental Medicine, 2021, 218(2): e20192191.

[6] Chowdhary V R, Krogman A, Tilahun A Y, et al. Concomitant disruption of CD4 and CD8 genes facilitates the development of double negative αβ TCR$^+$ peripheral T cells that respond robustly to staphylococcal superantigen[J]. The Journal of Immunology, 2017, 198(11): 4413-4424.

（王会平）

CD19 CAR‑T细胞治疗
病例 ⑮ 1例复发 B‑ALL 缓解后再复发原因探索

患者一般情况

患者,女,初诊时 20 岁,身高 163 cm,体重 37 kg,无业,汉族,安徽籍。

CAR‑T细胞治疗前诊疗经过

■ 诊断

患者于 2013 年 7 月因"发热 1 周"首次就诊某当地医院血液科。当时血常规检查结果不详,骨髓穿刺细胞形态学提示急性淋巴细胞白血病骨髓象;免疫分型提示原始细胞占 52%,急性 B 淋巴细胞白血病伴 CD13、CD33 表达,Pre‑B 可能;染色体核型分析提示 46,XX,i(7q)[1]/46,XX[1];白血病相关融合基因检查未见异常;AML 预后相关基因 *FLT3‑ITD*、*C‑KIT*、*NPM1*、*CABPA* 均阴性,*WT1* 基因 52copies/100 个 *ABL* 内参基因;骨髓病理活检报告急性淋巴细胞白血病继发骨髓纤维化。外院诊断:急性 B 淋巴细胞白血病(伴 CD13、CD33 表达,中危);继发骨髓纤维化。

■ 治疗

1. 初诊后治疗

确诊后立即予以 VAIP(长春新碱+阿糖胞苷+伊达比星+地塞米松)方案化疗,首次诱导治疗结束后评估病情,获得完全缓解(CR1)。随后 1 年余(2013 年 9 月至 2015 年 3 月),予以针对淋巴细胞和髓细胞白血病兼顾交替的化疗方案来巩固强化治疗。

2. 第 1 次复发后治疗

首次 CR1 后 2 年余(2015 年 9 月),在外院复查骨髓提示急性白血病复发,采用 Hyper‑CVAD/MA(环磷酰胺+长春新碱+多柔比星+地塞米松/甲氨蝶呤+阿糖胞苷)方案再次诱导化疗,但病情未能获得完全缓解。2015 年 12 月,在外院行强制性异基因造血干细胞移植术后(父供女)达 CR2。

3. 第 2 次复发后治疗

移植获得 CR2 后仅 3 个月,在移植所在医院定期复查骨髓提示急性淋巴细胞白血病再次复发(relapse 2，R2),检测骨髓细胞供体嵌合率达 88.5%,外周血细胞供体嵌合率为 77.8%。2 个月后(2016 年 5 月),患者及家属为求 CAR－T 细胞治疗转入安徽医科大学第二附属医院血液科。当时查骨髓原始幼稚淋巴细胞占 4%,免疫分型可测出 13.5% 的白血病细胞,外周血 MRD 阴性,脑脊液生化常规及流式 MRD 检查未见异常。

CAR－T 细胞治疗

▪ 选择 CAR－T 细胞治疗的依据

患者为年轻女性,初诊时诊断为"急性 B 淋巴细胞白血病(中危)"。虽然首次诱导化疗即获得 CR1,但在积极巩固强化治疗过程中出现了第 1 次复发。复发后再行诱导化疗已显示耐药,虽然依靠强制性异基因造血干细胞移植术获得了短暂缓解,但随后病情又处于第 2 次复发状态。考虑到前期已接受过几乎所有传统的治疗方法,因此下一步如何治疗极其困难。国内外针对复发/难治性急性淋巴细胞白血病的诊疗指南均首推临床研究性治疗,该患者初诊和复发时免疫分型检查均提示白血病细胞 CD19$^+$,且无明显 GVHD 表现,故决定采用 CD19 CAR－T 细胞治疗。

与患者及家属充分解释沟通病情、签署知情同意书后,开始对患者进行以下筛查和评估。① 原发病评估:骨髓免疫分型检查提示 CD10$^+$CD19$^+$CD45^{dim},且占有核细胞的 13.5%。② 治疗靶点:流式细胞术检测白血病细胞表面 CD19$^+$。③ 体能状态:ECOG 评分为 1 分。④ 血细胞和 T 淋巴细胞水平:血常规显示 WBC 计数为 5.36×10^9/L,Hb 为 90 g/L,PLT 计数为38×10^9/L,CD3$^+$ T 淋巴细胞计数为 0.82×10^9/L,在正常值范围。⑤ 脏器功能:心、肝、肾等脏器功能基本正常,无任何 GVHD 相关的临床表现。⑥ 感染:无活动性感染及其他特殊感染。

▪ CAR－T 细胞制备及质量评价

根据研究方案制备 CAR－T 细胞前需要的 CD3$^+$ T 淋巴细胞数,结合血常规和 CD3$^+$ T 细胞计数检测结果预先计算采血量之后,于 2016 年 5 月 27 日采集患者外周血 80 ml 送往实验室,在体外制备自体 CD19 CAR－T 细胞。7 天后,实验室报告 CAR－T 细胞生长良好,可以进行回输前准备和预处理。

▪ CAR－T 细胞回输前预处理方案的制订和实施

在决定给患者行 CAR－T 细胞治疗时,评估病情显示:其外周血中未检出白血病细胞,总体肿瘤负荷不高,且淋巴细胞总数和 CD3⁺ T 淋巴细胞计数均在正常值范围。因此,仅予以标准的 FC(氟达拉滨+环磷酰胺)方案进行预处理来清除淋巴细胞。预处理结束后第 3 天,回输质量合格的自体 CD19 CAR-T 细胞,剂量为 $5×10^6$/kg。

■ 不良反应的监测和处理

患者在回输 CAR-T 细胞+2 天开始出现发热,持续 6 天,最高体温达 39.9℃,但无明显胸闷、心慌、气喘、精神及神经系统异常表现。物理降温可使体温降至正常,未使用升压药或吸氧等特殊对症治疗,评估为 1 级 CRS,且无行为异常、意识障碍等 ICANS。

■ 疗效评价

回输 CAR-T 细胞后+9 天,查血常规显示 WBC 计数为 $7.62×10^9$/L,NEUT 计数为 $2.19×10^9$/L,Hb 为 73 g/L,PLT 计数为 $52×10^9$/L。+30 天复查骨髓细胞学和 MRD 均未见白血病细胞,外周血血细胞恢复至正常范围,行腰椎穿刺检查脑脊液也未发现白血病细胞,提示 CAR-T 细胞治疗后 MRD 转为阴性,患者再次获得缓解(CR3,MRD 阴性)。

■ 跟踪随访

患者在 CAR-T 细胞治疗获得完全缓解后(CR3,MRD 阴性),每 2 个月回医院定期检查,同时予以丙球蛋白、白介素-2、胸腺肽等免疫支持治疗,以预防感染。其间连续近 9 个月,检测其外周血、骨髓和脑脊液等均未发现异常白血病细胞,处于持续 CR 状态。但在+263 天时,骨髓细胞形态学检查提示原始细胞占 8.6%,确认第 3 次复发。因白血病细胞 CD19 仍为阳性,随后立即进行第 2 次 CD19 CAR-T 细胞治疗后病情短暂缓解。

4 个月后,疾病第 4 次复发,第 3 次予以输注自体 CD19 CAR-T 细胞治疗反应不佳。因患者全身骨痛,行全脊柱及骨盆磁共振检查显示全脊柱信号不均、双侧股骨头坏死,不排除白血病侵犯。2017 年 9 月 28 日(+474 天),对骨髓单个核细胞进行血液肿瘤相关基因测序,可见有临床意义的基因突变 CARD11、CSF3R、IDH1、MPL(图 2-15-1),而这与不良预后相关。之后,经多次联合化疗及其他临床试验性治疗,白血病仍持续恶化、进展,考虑同时存在疾病髓外侵犯。2018 年 1 月 19 日,患者突发意识丧失而离世。

■ CAR-T 细胞体内动力学

采用实时定量聚合酶链反应法对患者体内 CAR-T 细胞水平进行定期监测,回输当日即可从患者的外周血中检出 CAR-T 细胞,CAR 片段拷贝数为 $7.55×10^3$ copies/μg genomic DNA。+5 天时,外周血中的 CAR-T 细胞扩增达高峰($733×10^3$ copies/μg genomic DNA);+72 天时,降至较低水平($7.0×10^3$ copies/μg genomic DNA),且接近回输当日水平。+267 天,在复发时仍可检测到 CAR 片段 $34.0×10^3$ copies/μg genomic DNA。第 2 次输注 CAR-T 细胞后,病情有短暂的缓解,CAR－T细胞扩增最高达 270×10^3 copies/µg genomic DNA,而后水平再度下降。第4次复发时,虽有 CAR－T 细胞存留,但白血病仍在进展(图 2－15－2)。同期,调节性 T 细胞(regulatory T cells,Treg)持续处于高水平(图 2－15－3)。

姓名	■■	性别	女	年龄	24岁	送检单位	安徽医科大学第二附属医院	病案号	■■■■
标本	骨髓单个核细胞	诊断	B-ALL	送检时间	2017/9/28	报告时间	2017/10/24	送检医生	■■■

检测项目	1、骨髓血单个核细胞的血液肿瘤相关基因测序。
检测方法	1、用受检者骨髓单个核细胞提取DNA,然后用定制捕获探针构建捕获测序文库,用Hiseq系列测序平台做高通量测序,120X以上覆盖度大于95%,用相应算法判断体细胞突变或胚系突变。

检测结果

1、检测到以下有临床意义的突变及突变率。

检测样本	基因	核苷酸改变	氨基酸改变	突变率	临床意义相关文献（PMID）
骨髓单个核细胞	CARD11	c.475(exon5)C>A	p.L159M	3%	21519346，20231849
骨髓单个核细胞	CSF3R	c.353(exon4)G>A	p.R118H	6%	23656643
骨髓单个核细胞	IDH1	c.394(exon4)C>T	p.R132C	4%	20692206
骨髓单个核细胞	MPL	c.209(exon2)C>T	p.P70L	5%	22706852

图 2-15-1 · 骨髓单个核细胞血液肿瘤相关基因测序结果

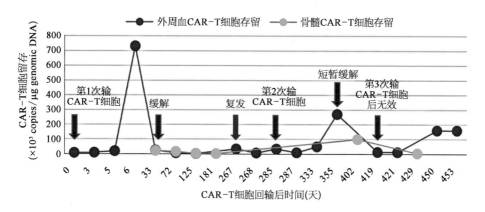

图 2-15-2 · **CD19 CAR－T 细胞回输后动态监测外周血和骨髓中的 CAR－T 细胞**

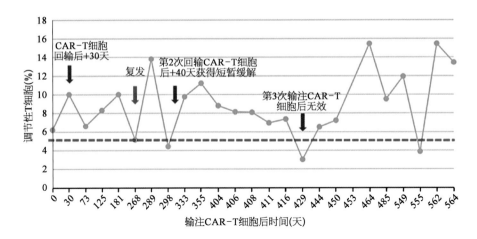

图 2－15－3·外周血调节性 T 细胞监测结果

红色虚线表示 95% 的健康人群外周血中的调节性 T 细胞的阈值上限为 5.86%。

讨论㉿总结

　　CAR－T 细胞疗法最大优势是通过免疫机制直接靶向杀伤白血病细胞，而绕过了化学耐药性、细胞遗传学等不利因素。但是，30%~50% 使用 CD19 CAR－T 细胞获得缓解的急性淋巴细胞白血病患者会再次疾病复发，且大多数是在治疗后的 1 年内[1]。本例 B－ALL 患者是在接受异基因造血干细胞移植后复发的。当时，该患者在病情进展、几乎无药可用的境况下，转入安徽医科大学第二附属医院血液科接受了 CD19 CAR－T 细胞治疗。经过 CD19 CAR－T 细胞治疗后，获得持续完全缓解近 10 个月时，再次复发。后续再行两次 CD19 CAR－T 细胞治疗，仅获得短暂缓解，最终未能控制白血病进展。

　　已有报道 CD19 CAR－T 细胞治疗后再次复发的机制可能是：① 患者肿瘤细胞表面靶抗原的丢失或下调[2]；② 患者体内可能产生抗 CAR 结构位点的抗体，导致 CAR－T 细胞失能[2]；③ 白血病髓外侵犯或特有的生物学特性及前期化疗对效应性 T 细胞功能的干扰，同时诱导并促进免疫抑制微环境形成，从而影响体外制备 CAR－T 细胞的质量和体内抗肿瘤效应[3]。一项异种移植小鼠模型研究显示，被转染靶向 CD19 CAR 的 Treg 细胞能显著抑制活化效应 T 细胞的增殖和 CAR－T 细胞杀伤 CD19+ 肿瘤细胞的能力[4]。

　　该患者与健康人群相比，大多数时间点测出的 Treg 水平均高于健康人群的阈值上限，尤其在 2017 年 7 月 17 日第 4 次（CAR－T 细胞治疗第 3 次）复发后，Treg 水平异常升高更加明显。尽管同期可检测到 CAR－T 细胞存留，但仍不能控制白血病进展，因此考虑第 3 次 CAR－T 细胞治疗失败可能与 Treg 水平过高相关。其次，患者第 4 次复发后对其骨髓细胞进行基因测序显示，患者存在血液肿瘤相关的 *CARD11*、CSF3R、IDH1、*MPL* 基因突变。其中，

CARD11 基因系失活突变,且具有遗传性,可导致先天免疫缺陷,与 B 细胞异常及 T 细胞功能丧失相关,也是髓系恶性肿瘤预后不良的因素之一[5,6]。CSF3R 是一种穿膜型受体蛋白,对粒细胞分化发育具有重要调节作用,其突变通常对人体粒系造血产生影响[7]。IDH1 是一种 NADP⁺ 依赖性的异柠檬酸脱氢酶。突变的 IDH1 不能与底物结合,酶活性降低,且突变的 IDH1 蛋白获得了新的酶活性,通过还原型烟酰胺腺嘌呤二核苷酸磷酸(nicotinamide adenine dinucleotide phosphate, NADPH)催化 α－酮戊二酸转换为 D－2－羟戊二酸(D－2－hydroxyglutarate, 2HG),从而导致 2HG 水平增高,刺激细胞的增殖[8]。*MPL* 基因编码人血小板生成素受体,其最常见的突变位于 *MPL* 10 号外显子,但其他位点也会发生罕见突变,对骨髓细胞的分化和发育产生影响[9]。

该患者在初诊时免疫分型即提示白血病细胞虽然以表达 B 淋巴细胞抗原为主,但同时伴 CD13、CD33 表达,骨髓病理提示合并继发骨髓纤维化,这些都可能与其骨髓细胞存在复杂的髓系肿瘤相关基因突变有关。尤其是 CARD11 突变还可能导致 B 细胞异常及 T 细胞功能缺陷。该患者拥有的这些白血病细胞生物学和免疫学特点,可能是导致其接受异基因造血干细胞移植术(父供女)及 CAR－T 细胞治疗缓解后不能长期维持且最终仍然复发、进展的主要原因,而确切机制仍然有待进一步研究。

综上所述,该患者治疗效果不佳的原因可能与以下因素有关:① 患者白血病细胞具有多个高危分子遗传学异常,对白血病细胞生物学行为、正常造血和免疫系统功能都有负向不良影响;② 患者体内循环的 Treg 细胞显著升高,形成抑制性免疫微环境,干扰 CAR－T 细胞靶向杀伤肿瘤细胞的功能,促使白血病细胞免疫逃逸和复发;③ 患者前期经过多次强化疗,包括异基因造血干细胞移植前的清髓化疗等,对患者体质(尤其是免疫系统机能)也会产生一定的损伤。

· 参考文献 ·

[1] Park J H, Rivière I, Gonen M, et al. Long-term follow-up of CD19 CAR therapy in acute lymphoblastic leukemia[J]. New England Journal of Medicine, 2018, 378(5): 449－459.

[2] Shah N N, Fry T J. Mechanisms of resistance to CAR T cell therapy[J]. Nature Reviews Clinical Oncology, 2019, 16(6): 372－385.

[3] Gust J, Hay K A, Hanafi L-A, et al. Endothelial activation and blood-brain barrier disruption in neurotoxicity after adoptive immunotherapy with CD19 CAR-T cells[J]. Cancer Discovery, 2017, 7(12): 1404－1419.

[4] Lee J C, Hayman E, Pegram H J, et al. In vivo inhibition of human CD19-targeted effector T cells by natural T regulatory cells in a xenotransplant murine model of B cell malignancy[J]. Cancer Research, 2011, 71(8): 2871－2881.

[5] 胡文慧,黄瑛.CARD11 基因变异所致原发性免疫缺陷病研究进展[J].临床儿科杂志,2021,39(1): 74－77.

[6] Brohl A S, Stinson J R, Su H C, et al. Germline CARD11 mutation in a patient with severe congenital B cell lymphocytosis[J]. Journal of Clinical Immunology, 2015, 35: 32－46.

[7] Maxson J E, Gotlib J, Pollyea D A, et al. Oncogenic CSF3R mutations in chronic neutrophilic leukemia and atypical CML[J]. New England Journal of Medicine, 2013, 368(19): 1781－1790.

［8］ Dang L, Jin S, Su S M. IDH mutations in glioma and acute myeloid leukemia［J］. Trends in Molecular Medicine, 2010, 16(9)：387－397.

［9］ Guglielmelli P, Calabresi L. The MPL mutation［J］. International Review of Cell and Molecular Biology, 2021, 365：163－178.

（陶莉莉）

病例 16

BCMA CAR-T 细胞治疗 1 例成人复发难治性浆细胞白血病

患者一般情况

患者,女,初诊时 49 岁,身高 165 cm,体重 62 kg,农民,汉族,安徽籍。既往身体健康。

CAR-T 细胞治疗前诊疗经过

▓ 诊断

患者于 2017 年 5 月因"咳嗽伴胸闷、乏力 1 月余"就诊当地医院,查血常规提示贫血(Hb 为 80 g/L),生化检查提示球蛋白明显升高(GLB 为 75 g/L)。2017 年 5 月 24 日,患者转入安徽医科大学第二附属医院血液科,复查血常规提示贫血加重(Hb 为 73 g/L),白细胞和血小板均正常。同时,检测外周血免疫球蛋白亚型提示免疫球蛋白(immunoglobulin G, IgG)显著升高(59.9 g/L);血液和尿液免疫固定电泳均检出 IgG-κ 型单克隆球蛋白(未能具体定量)。行骨髓穿刺检查,骨髓细胞形态学:骨髓增生极度低下,可见 37% 的异常浆细胞,细胞特征为淋巴样大小,细胞核呈双核等畸形。外周血涂片:可见异常浆细胞占 28%。流式免疫分型提示外周血和骨髓中分别检出 36% 和 43% 的异常浆细胞,免疫表型一致,即 CD38^{++}CD138^{+}CD19^{-}CD56^{-}CD45^{dim},限制性表达 κ 轻链,考虑浆细胞白血病。染色体核型分析:45, XX, +1, der(1;13)(q10;q10), der(1;14)(q10;q10), −13, add(15)(p11)[4]/46, XX[8]。肝肾功能、血钙、全身骨骼摄片未见明显异常。

完善各项相关检查后综合考虑:该患者为中年女性,初诊时即查出外周血中异常浆细胞超过 20%,除贫血之外无骨骼、肾脏等其他常见的多发性骨髓瘤靶器官受损的证据,也无淋巴瘤或其他疾病存在的依据,骨髓细胞检出复杂染色体异常,故诊断为"原发性浆细胞白血病(primary plasma cell leukemia, PPCL)"。

■ 治疗

自 2017 年 6 月 13 日起，采用 VRD+D（硼替佐米＋来那度胺＋地塞米松＋脂质体多柔比星）方案治疗 4 个疗程后，复查外周血异常浆细胞消失。结合免疫固定电泳、骨髓细胞学及流式免疫分型等系统检查评估疗效，原发病获得完全缓解（CR）。随后，成功采集自体造血干细胞，拟行自体造血干细胞移植术，但患者及家属一直犹豫不决。因此，予以 RD（来那度胺＋地塞米松）方案维持治疗。其间多次复查各项相关指标，原发病均处于 CR 状态，直至 2018 年 9 月（图 2－16－1）。

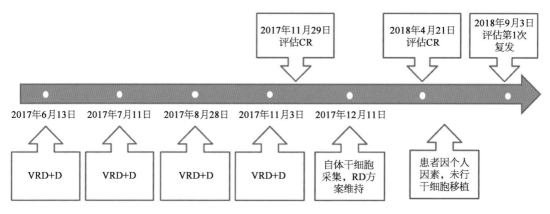

图 2－16－1·患者确诊原发性浆细胞白血病至第 1 次复发期间的治疗经过

■ 第 1 次复发

2018 年 9 月 3 日，患者因乏力再次就诊，入院后评估原发病：流式免疫分型提示外周血中异常浆细胞占全部有核细胞的 32%，骨髓中异常浆细胞占全部有核细胞的 22%，异常浆细胞的免疫表型均为 $CD38^{++}CD138^{+}CD19^{-}CD56^{-}CD45^{dim}$，且与初诊时比较也无变异。确认疾病复发，此次加做骨髓细胞荧光原位杂交（fluorescence in situ hybridization, FISH）检查发现 1q21 扩增阳性。考虑患者系停用化疗药，持续 CR 疗效 15 个月后复发，故再次使用初始 VRD+D 方案治疗 4 个疗程，但未能获得 CR。随后，加用 CD38 单抗（达雷妥尤单抗）多疗程治疗后，根据国际骨髓瘤工作组（International Myeloma Working Group, IMWG）关于浆细胞白血病（plasma cell leukemia, PCL）疗效评估标准[1]，评估为非常好的部分缓解（very good partial response, VGPR），且在较长时间内维持稳定。

■ 病情进展

2020 年 11 月 28 日，患者因咳嗽伴有发热再次入院，复查外周血和骨髓中的异常浆细胞明显升高，分别占全部有核细胞的 57% 和 44%，免疫表型与初诊和首次复发时一致。骨髓细胞染色体核型分析出现新的更加复杂的染色体异常：45，X，add（5）（p15），del（6）（q25），?add（15）（p13），-13，-14，-15，-X，+3marker.inc.[10]/46,XX[10]，判定原发病进展。

CAR - T 细胞治疗

▪ 选择 CAR - T 细胞治疗的依据

该患者在确诊为 PPCL 后，已使用包括硼替佐米、来那度胺、达雷托尤单抗等三线方案治疗。尤其在首次复发后坚持定期、规律治疗 10 个疗程以上，但一直未能获得 CR，甚至在积极治疗过程中出现了疾病进展，提示对现有化疗药物产生了耐药。因此，只能考虑改用其他不同机制的新药或加入临床试验性治疗，如靶向浆细胞表面 B 细胞成熟抗原（BCMA）的 CAR - T 细胞治疗等。与患者及家属充分解释沟通病情后，从新药的可及性和经济承受能力综合考虑，患者及家属要求加入 BCMA CAR - T 细胞临床试验性治疗。

在患者签署知情同意书后，主管医生立即启动 CAR - T 细胞制备前患者免疫状态、肿瘤细胞靶点等方面的相关筛查。① 原发病评估：外周血中异常浆细胞占全部有核细胞的 57%，骨髓中异常浆细胞占全部有核细胞的 44%，其异常浆细胞的免疫表型均为 $CD38^{++}CD138^+CD19^-$ $CD56^-CD45^{dim}$。② 治疗靶点：流式细胞术检测到肿瘤浆细胞表面 BCMA 靶分子（CD269）阳性率为 7%。③ 体能状态：ECOG 评分为 2 分。④ 血细胞和 T 淋巴细胞水平：血常规显示 WBC 计数为 $6.41×10^9$/L，Hb 为 76 g/L，PLT 计数为 $71×10^9$/L；$CD3^+$ T 淋巴细胞计数为 $1.9×10^9$/L。⑤ 脏器功能：心、肝、肾等脏器功能基本正常。⑥ 感染：经抗生素治疗后，患者咳嗽及发热已痊愈，无其他活动性感染表现。经系统筛查和分析，研究团队确认该患者符合接受 BCMA CAR - T 细胞治疗的各项条件和标准。

▪ 抽取患者外周血或分离单个核细胞

患者外周血 WBC 计数为 $6.41×10^9$/L，免疫细胞亚群检测显示 $CD3^+$ T 淋巴细胞符合本研究项目体外制备自体 CAR - T 细胞需要的计数标准，故抽取外周血 100 ml 送往细胞制作中心，在体外制备 CAR - T 细胞。

▪ 体外制备 CAR - T 细胞质量的预评价

采血后第 7 天，实验室回报 CAR - T 细胞生长状态良好，靶基因转染率已达标（≥20%），可以按期回输治疗。

▪ CAR - T 细胞回输前预处理方案的制订和实施

为降低后续输注 CAR - T 细胞时产生 CRS 的风险，以及控制异常浆细胞的快速增殖（此时患者病情进展迅速,浆细胞白血病肿瘤负荷较高),2021 年 1 月 18 日先予以 DEP(脂质体多柔比星+依托泊苷+甲泼尼龙)方案来降低患者肿瘤负荷,并再次复查外周血和骨髓中浆细胞比例分别为 56.2% 和 39.4%。同年 1 月 22 日行 FC(氟达拉滨+环磷酰胺)方案预处理清除淋巴细胞,并于 1 月 27 日回输自体 BCMA CAR - T 细胞 100 ml,剂量为 1.13×10^6/kg。

■ CAR - T 细胞体内扩增和存留

为评估回输后患者体内 CAR - T 细胞的动态变化,采用流式细胞术监测外周血中 BCMA CAR - T 细胞的扩增和存留:BCMA CAR - T 细胞回输第 7 天后扩增,第 14 天扩增至峰值,随后逐渐下降,约 2 个月后消失(图 2 - 16 - 2)。

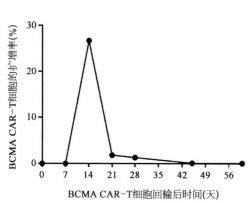

日 期	输注后天数	标本	BCMA CAR - T 细胞的扩增率（%）
2021 年 1 月 27 日	+1 天	外周血	0
2021 年 2 月 2 日	+7 天	外周血	0
2021 年 2 月 9 日	+14 天	外周血	26.69
2021 年 2 月 16 日	+21 天	外周血	1.83
2021 年 2 月 23 日	+28 天	外周血	1.3
2021 年 3 月 10 日	+45 天	外周血	0.12
2021 年 3 月 25 日	+60 天	外周血	0.08

图 2 - 16 - 2 · 流式细胞术监测 BCMA CAR - T 细胞扩增及存留情况

■ CAR - T 细胞治疗后的不良反应和疗效评价

采用细胞涂片和流式细胞术,监测患者治疗前后外周血和骨髓中的异常浆细胞比例。结果显示,BCMA CAR - T 细胞回输前,患者外周血和骨髓中的浆细胞比例分别为 56.2% 和 39.4%,而第 14 天分别降低至 0.2% 和 1.2%,且血和尿免疫固定电泳显示 IgG - κ 型单克隆球蛋白阳性。根据 IMWG 关于 PCL 的疗效评估标准,评估为 VGPR[1]。但是,CAR - T 细胞治疗第 7 个月时,患者病情复发,外周血中浆细胞比例再次升至 30.6%(图 2 - 16 - 3)。

根据美国血液与骨髓移植协会(American Society for Blood and Marrow Transplantation, ASBMT)的不良事件评估标准,该患者输注 CAR - T 细胞后无发热、胸闷及低血压等不适,评估患者未发生 CRS。根据 ICANS 评估标准,该患者输注 CAR - T 细胞后无意识障碍、癫痫发作、运动无力、颅内压升高及脑水肿等临床表现,评估患者未发现显著 ICANS。根据现有的医学监测及临床试验研究结果,患者并未在 CAR - T 细胞治疗后出现严重的不良事件。

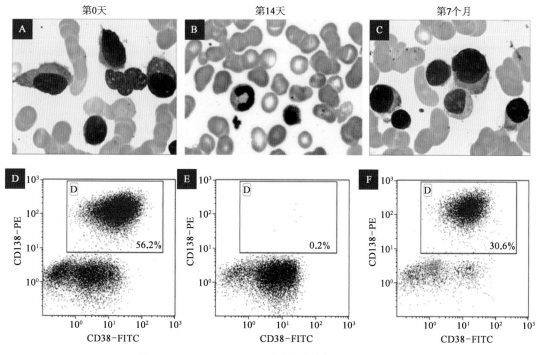

图2－16－3·CAR－T细胞治疗前后异常浆细胞水平变化

A：治疗前骨髓细胞涂片检测结果，可见大量异常浆细胞；B：治疗后复查骨髓细胞涂片，未见异常浆细胞；C：复发时骨髓细胞涂片检查可见异常浆细胞再次出现；D：治疗前流式检测骨髓细胞可见异常浆细胞占全部有核细胞的56.2%（CD38+CD138+，方框中红色所示）；E：治疗后流式复测骨髓细胞提示异常浆细胞的比例降至0.2%；F：复发时流式检测骨髓细胞中异常浆细胞的比例回升至30.6%；方框内红色代表异常浆细胞，方框外蓝色代表正常淋巴细胞，灰色代表有核红细胞和中性粒细胞等背景细胞。

▓ 跟踪随访

　　患者获得VGPR后，研究团队多次建议其行干细胞移植术进行巩固治疗，但因治疗费用和患者个人因素等一直拒绝实施移植。随后，改为泊马度胺联合地塞米松院外口服治疗。在随后的长期随访中，患者于CAR－T细胞输注7个月后，疾病再次复发。

讨论 和 总结

　　PCL是以循环外周血中浆细胞异常增殖为特征的罕见的血液系统肿瘤[2]。PCL在病理形态学、生物学行为、临床表现及预后等多方面具有显著异质性。除了具有高钙血症、肾功能衰竭、贫血及溶骨性病变等多发性骨髓瘤的典型症状之外，PCL多表现为更强的侵袭性和髓外扩散，可能累及肝脏、脾脏、淋巴结、胸膜、腹膜等。近十余年，随着部分新药在临床的逐步使用，如免疫调节药物（沙利度胺、来那度胺、泊马度胺）、蛋白酶体抑制剂（硼替佐米、伊沙佐米、卡非佐米）、单克隆抗体（达雷妥尤单抗、埃罗妥珠单抗）等，PCL的治疗取得一定进展[3,4]。尽管可供选择的治疗药物不断增多,但针对 PCL 的治疗仍然面临很大的挑战,很难获得长期的持续缓解[5],且复发患者的预后更差[6]。

B 细胞成熟抗原——BCMA 是肿瘤坏死因子超家族的成员,主要在浆细胞以及一些成熟 B 细胞表达,是治疗恶性浆细胞疾病的理想靶分子[7]。该患者在确诊为原发性浆细胞白血病后,曾使用硼替佐米、来那度胺及达雷托尤单抗等基础化疗方案多次治疗后,仍多次复发,临床上面临无药可选的困境。与患者及家属沟通后,最终选择了 BCMA CAR-T 细胞临床试验性治疗。

值得关注的是,该患者在评估靶点阳性率时,采用流式细胞术仅检测到约 7%的浆细胞表面 BCMA 靶点(CD269)阳性。研究团队查阅已发表的相关研究成果显示:首先,浆细胞表面 BCMA 往往未能测出或者仅微弱表达。有研究统计了 54 例浆细胞肿瘤患者的 BCMA 表达呈非正态分布,范围在 0.000%～24.510%之间,中位数为 0.495%,四分位数间距为 2.847%[8]。其次,浆细胞表面 BCMA 表达很低的原因可能是 BCMA 受体分子不断被膜内多亚基蛋白酶复合物 γ-分泌酶切割,导致其细胞外部分或部分跨膜结构域不稳定容易脱落,从而形成可溶性 BCMA 并释放入血浆中[9,10]。因此,应用 BCMA CAR-T 细胞治疗时,对肿瘤细胞表面靶分子检出结果的要求与 CD19 CAR-T 细胞不同。另外,体外检测肿瘤细胞 BCMA 的表达水平与 CAR-T 细胞的体内扩增及治疗反应均无明显相关性,因此即使在体外采用流式检测 BCMA 靶分子为阴性[11,12],也并非一定提示 BCMA CAR-T 细胞治疗无效。

目前,对于接受 BCMA CAR-T 细胞治疗的患者,如何准确检测其浆细胞 BCMA 的表达水平并设定最佳阈值,从而预测 CAR-T 细胞疗效,尚无统一标准。鉴于 BCMA 靶分子的特殊性,研究团队经过充分讨论后,认为该患者仍然具备接受 BCMA CAR-T 细胞治疗的指征和前提条件,并让患者接受了 BCMA CAR-T 细胞治疗。结果与研究团队预测一致,经过 BCMA CAR-T 细胞治疗后 2 周内,患者外周血和骨髓中的异常浆细胞被有效清除,此后 6 个多月病情稳定,患者一般情况良好,病情一度获得了非常好的控制。

总结 BCMA CAR-T 细胞治疗该患者的整个过程,提示即使现有方法在体外检测肿瘤浆细胞不表达或低表达 BCMA 靶点,选择 BCMA CAR-T 细胞治疗仍然可能是有效的。这也为复发/难治性 PCL 的临床治疗提供了一种令人鼓舞的新方法。但是,CAR-T 细胞治疗后如何巩固维持治疗,以获得更深、更长时间的持续缓解,尚需要今后进一步的探索。

◆ 参考文献 ◆

[1] Fernández de Larrea C, Kyle R A, Durie B G, et al. Plasma cell leukemia: consensus statement on diagnostic requirements, response criteria and treatment recommendations by the International Myeloma Working Group[J]. Leukemia, 2013, 27(4): 780-791.

[2] Jung S-H, Lee J-J. Update on primary plasma cell leukemia[J]. Blood Research, 2022, 57(S1): 62-66.

[3] Bolaman A Z. Bortezomib-based regimens and plasma cell leukemia[J]. Turkish Journal of Hematology, 2021,

38(1)：96.

［4］ Gundesen M T, Lund T, Moeller H E, et al. Plasma cell leukemia：definition, presentation, and treatment［J］. Current Oncology Reports, 2019, 21：1－10.

［5］ Chauhan S, Jaisinghani P, Rathore J, et al. Plasma cell leukemia［J］. Journal of Family Medicine and Primary Care, 2018, 7(2)：461－465.

［6］ Wang Y, Zu C, Teng X, et al. BCMA CAR-T therapy is safe and effective for refractory/relapsed multiple myeloma with central nervous system involvement［J］. Journal of Immunotherapy, 2022, 45(1)：25－34.

［7］ Tan C R, Shah U A. Targeting BCMA in multiple myeloma［J］. Current Hematologic Malignancy Reports, 2021, 16(5)：367－383.

［8］ Ma T, Shi J, Xiao Y, et al. Study on the relationship between the expression of B cell mature antigen and the classification, stage, and prognostic factors of multiple myeloma［J］. Frontiers in Immunology, 2021, 12：724411.

［9］ Laurent S A, Hoffmann F S, Kuhn P-H, et al. γ-Secretase directly sheds the survival receptor BCMA from plasma cells［J］. Nature Communications, 2015, 6(1)：7333.

［10］ Pont M J, Hill T, Cole G O, et al. γ-Secretase inhibition increases efficacy of BCMA-specific chimeric antigen receptor T cells in multiple myeloma［J］. Blood, 2019, 134(19)：1585－1597.

［11］ Cohen A D, Garfall A L, Stadtmauer E A, et al. B cell maturation antigen-specific CAR T cells are clinically active in multiple myeloma［J］. The Journal of Clinical Investigation, 2019, 129(6)：2210－2221.

［12］ Salem D A, Maric I, Yuan C M, et al. Quantification of B-cell maturation antigen, a target for novel chimeric antigen receptor T-cell therapy in myeloma［J］. Leukemia Research, 2018, 71：106－111.

（王芝涛）

第三部分

CAR－T 细胞
治疗淋巴瘤的病例分析

病例 ① CD19 CAR - T细胞治疗 1例多次复发 大B细胞淋巴瘤

患者一般情况

患者,男,初诊时52岁,身高170 cm,体重63 kg,农民,汉族,安徽籍。既往身体健康。

CAR - T细胞治疗前诊疗经过

■ 诊断

1. 主要症状和体征

患者于2016年8月因"右下腹痛1个月"在外院就诊,当时查体:右侧腹部压痛(+),无反跳痛,无其他阳性体征。

2. 普通实验室检查

血常规、肝肾功能、乳酸脱氢酶正常。

3. 特殊检查

腹部CT示:末端回肠肠壁增厚,周围多发肿大淋巴结。肠镜检查发现右升结肠有异常病灶,行病理活检术后报告:$CD20^+$、$CD3^-$、$CD10^-$、$Bcl-6^-$、$Mum-1^+$、$Bcl-2^+$、$CD5^-$、$CD30^-$、$CyclinD1^-$、$C-myc^+(30\%)$、$Ki-67^+(60\%)$,考虑弥漫大B细胞淋巴瘤(DLBCL, non - GCB 亚型)。PET - CT检查报告:全身多发肿大淋巴结(胸骨右旁、右膈肌脚旁、胰头旁、肠系膜区、右髂血管旁及右腹股沟)、脾脏、结肠肝曲段代谢增高。骨髓细胞学及病理:未见异常淋巴细胞浸润。

4. 诊断

回顾性分析外院诊疗资料,诊断为:弥漫大B细胞淋巴瘤;non - GCB 亚型,脾脏和右升结肠广泛结外侵犯,Ann Arbor 分期Ⅳ期 A 组,国际预后指数(international prognostic index, IPI)评分及危险度分层不详,ECOG 评分不详。

▌治疗

1. 初诊后治疗

2016年8月至2017年1月,在外院行6个疗程R-CHOP(利妥昔单抗+环磷酰胺+表柔比星+长春新碱+泼尼松)方案化疗,治疗后评估疗效达到CR。

2. 第1次复发后治疗

2017年4月,患者因再次腹痛不适复查PET-CT,结果显示全身多发肿大淋巴结(胸骨右旁、右膈肌脚旁、胰头旁、门腔间隙、肠系膜区、右髂血管旁及右腹股沟)、脾脏、结肠肝曲段代谢增高。对结肠病灶再行病理活检,结果与初诊时一致,提示疾病第1次复发。随后6个月,在原就诊医院行6个疗程R-ICE(利妥昔单抗+异环磷酰胺+卡铂+依托泊苷)方案化疗,评估疗效再次达到缓解(CR2)。

3. 第2次复发后治疗

2018年1月26日,患者又因腹痛难忍行PET-CT检查显示:结肠肝曲段肠壁凸向肠腔,代谢异常增高,纵隔内食管旁淋巴结、右侧膈肌软组织代谢增高,为新发病灶。第3次行肠镜活检、病理及免疫组化检查,仍提示DLBCL,明确疾病第2次复发。原医院再次调整治疗方案并加大化疗剂量,采用R-DHAP(利妥昔单抗+地塞米松+大剂量阿糖胞苷+顺铂)方案行3个疗程的化疗,但疗效评估显示病灶未能控制。

2018年4月至10月,原就诊医院第4次调整治疗方案,采用R^2-CHOP(利妥昔单抗+来那度胺+环磷酰胺+表柔比星+长春新碱+泼尼松)方案治疗共8个疗程,结束后行腹部CT等检查评估疗效,发现直肠中上段出现新发病灶,提示疾病未缓解且病情进展。

2018年11月,患者转入另外一家三甲医院,改用(第5次调整方案)R-EPOCH(利妥昔单抗+依托泊苷+环磷酰胺+表柔比星+长春新碱+泼尼松)联合硼替佐米方案化疗1个疗程。化疗后患者出现严重骨髓抑制,合并发热及肺部重症感染,经过抗感染、刺激造血、输注血小板等支持治疗后好转。2018年12月,复查肠镜提示患者残段升结肠上端隆起和溃疡性病变(图3-1-1A)。免疫组化提示:$CD20^+$、$CD19^+$、$CD3^-$、$CD10^-$、$Bcl-6^+$、$Mum-1^+$、$Bcl-2^+$、Cyclin $D1^-$、$C-myc^+$、$Ki-67(80\%)$、$PAX-5^+$、$EBER^-$,确认该新发病灶仍然系DLBCL(non-GCB亚型)。但FISH检测提示$C-myc$、$Bcl-2$和$Bcl-6$呈三表达,$Ki-67$阳性率比初诊时显著升高。PET-CT提示:结肠肝曲段管壁增厚,代谢增高(图3-1-2A)。患者经所在医院主治医生推荐,于2018年12月转入安徽医科大学第二附属医院血液科,要求行CAR-T细胞治疗。

转入后,首先对该患者的原发病进行了全面分析和评估,发现患者病情仍在进展,且主诉腹右上方持续性疼痛,几乎不能进食。考虑到患者结肠肝曲段严重受累,已出现肠梗阻表现,遂首先针对受累肠道予以放射性治疗。但放疗过程中,患者出现腹痛加剧,大便不成形,大便隐血阳性(+)。放疗引起的肠黏膜损伤不能除外,故放疗2戈瑞/次,共12次后停止,随后予以利妥昔单抗600 mg治疗2次。

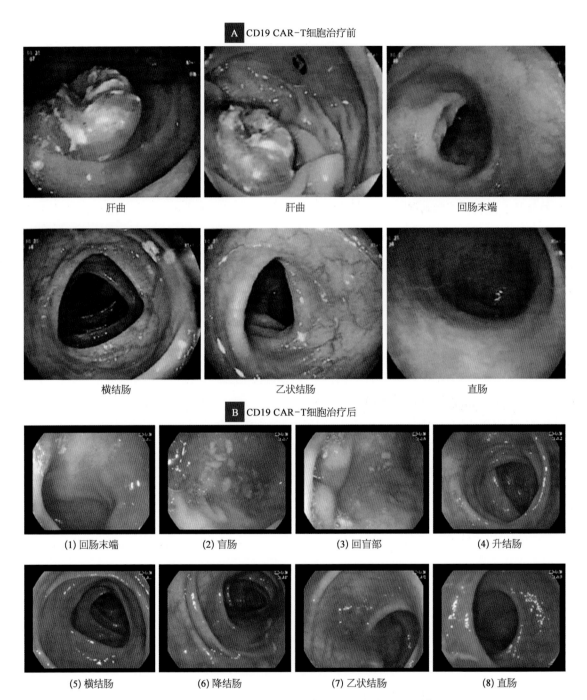

图 3－1－1·**CD19 CAR－T 细胞治疗前后肠镜检查的原始图像**

A：CAR－T 细胞治疗前的肠镜检查图像显示，结肠侧可见 1.5 cm×1.5 cm×0.6 cm 的隆起性病变，中央凹陷糜烂，表面覆盖污秽渗出物；B：CAR－T 细胞治疗后+97 天的复查肠镜图像显示，结直肠管腔通畅，未见糜烂、溃疡及占位性病灶。

CAR－T 细胞治疗

▓ 选择 CAR－T 细胞治疗的依据

分析总结患者前期在外院的诊疗过程,确认系"复发难治性 DLBCL,结外侵犯"。根据 NCCN 等相关指南,推荐如下治疗方案:① 若有合适的临床研究项目,进入临床试验性治疗;② 二线及三线系统性治疗;③ 包括放疗在内的支持治疗。该患者转入安徽医科大学第二附属医院血液科时,虽然只是第 2 次复发,但复发后在外院已接受包括来那度胺、硼替佐米等新药在内的不同组合的强化疗方案治疗 10 多次,疾病未能控制且进展加重。加之,初诊和第 1 次复发时给予的 12 个疗程化疗,患者骨髓造血功能等可能已受到严重影响,很难再耐受系统性化疗。另外,患者病灶广泛,放疗只能用于减轻症状或辅助治疗,不仅疗效有限,而且患者不能耐受。因此,针对该患者,只能采用不同靶点或不同作用机制的免疫或分子靶向新药,或者加入临床试验治疗。由于患者本人和家属积极要求加入 CD19 CAR－T 细胞临床试验性治疗,且评估患者病情和一般情况符合入组条件,故签署知情同意书后,开始启动 CAR－T 细胞治疗。

患者入组拟接受 CAR－T 细胞治疗时的情况如下。① 原发病评估:PET－CT 提示肝曲结肠管壁增厚,代谢增高。② 治疗靶点:肠镜活检免疫组化提示 CD19$^+$。③ 体能状态:ECOG 评分为 2 分。④ T 淋巴细胞水平:血常规提示 WBC 计数为 $6.35×10^9$/L,Ly 计数为 $2.44×10^9$/L,Hb 为 118 g/L,PLT 计数为 $41×10^9$/L,CD3$^+$ T 淋巴细胞占总淋巴细胞的比例是 87.1%,CD3$^+$ T 淋巴细胞计数为 $2.13×10^9$/L。⑤ 脏器功能:心、肝、肾等脏器功能基本正常。⑥ 感染:筛选未发现活动性或其他特殊感染。

▓ 抽取患者外周血或分离单个核细胞

根据研究方案制备 CAR－T 细胞前需要的 CD3$^+$ T 淋巴细胞数量,结合患者血常规及 CD3$^+$ T 淋巴细胞的检测结果进行换算后,于 2019 年 2 月直接抽取外周血 125 ml,行 CAR－T 细胞培养。

▓ 体外制备 CAR－T 细胞质量的预评价

抽血送往实验室进行 CAR－T 细胞制作第 8 天,实验室回报 CAR－T 细胞制备过程顺利,预评 CD19 CAR－T 细胞数量和质量达到临床治疗要求。

▓ CAR－T 细胞回输前预处理方案的制订和实施

该患者出院后等待 CAR－T 细胞制备和回输的过程中,因腹痛急剧加重就诊医院急诊科,并转入血液科病房评估病情后,考虑系疾病进展所致。因此,在接到实验室"CAR－T 细胞制备合格"的通知后,立即采用 FC(氟达拉滨+环磷酰胺)方案预处理清除淋巴细胞。随后(2019年 3 月 4 日),回输自体 CAR－T 细胞 100 ml,CAR－T 细胞总数为 $5×10^6$/kg。

■ CAR－T细胞治疗后的不良反应和疗效评价

CAR－T 细胞输注后患者无发热、血压下降等,腹痛逐渐消失,评估 CRS 和 ICANS 均为 0 级。但输注后出现Ⅳ度血液学毒性,经粒细胞集落刺激因子(granulocyte colony stimulating factor, G－CSF)等积极支持治疗后逐渐恢复。2019 年 4 月(+49 天),复查 PET－CT 提示结肠肝曲段代谢增高灶消失,且未见其他异常代谢增高病灶(图 3－1－2B),评估疗效为完全缓解(CR3)。2019 年 6 月(+97 天),复查肠镜提示结直肠管腔通畅,未见糜烂、溃疡及占位性病灶(图 3－1－1B)。此后,多次复查颈、胸、腹及盆腔增强 CT,评估疾病一直处于 CR 状态。定期

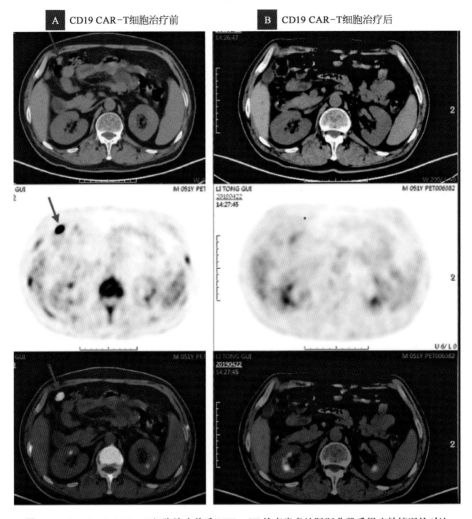

图 3－1－2·CD19 CAR－T 细胞治疗前后 PET－CT 检查患者结肠肝曲段受累病灶情况的对比

A：2018 年 12 月 29 日,CAR－T 细胞治疗前 PET－CT 显示结肠肝曲段管壁增厚、代谢增高灶；
B：2019 年 4 月 22 日,CAR－T 细胞治疗后+49 天复查 PET－CT 显示结肠肝曲段代谢增高灶消失。

查免疫球蛋白较低,考虑为输注 CD19 CAR－T 细胞后导致的获得性 B 细胞再生障碍和体液免疫缺陷,因此定期输注免疫球蛋白以预防感染。

▓ 跟踪随访

患者在 CAR－T 细胞治疗获得 CR 近 1 年后,于 2020 年 2 月出现左颈部淋巴结肿大。行淋巴结活检、病理及免疫组化提示 DLBCL 复发,随后主要予以 PD－1 单抗、胸腺肽、干扰素等提高免疫功能为主,间断辅以小剂量不规则化疗和 CD20 单抗等联合治疗。虽然未能再次获得缓解,但尚能维持疾病处于平稳状态,患者全身状态也获得较好的保护和恢复。非常幸运的是,2021 年 8 月对该患者重新进行疾病评估等新药临床试验的常规操作程序后,顺利加入安徽医科大学第二附属医院血液科负责的另外一项临床靶向新药试验。患者接受该靶向新药治疗后,第 4 次获得完全缓解(CR4),迄今仍在定期检查、随访中。

讨论 和 总结

DLBCL 是成年人发病率较高的恶性淋巴瘤,占所有非霍奇金淋巴瘤(non-Hodgkin's lymphoma, NHL)的 30%~40%,经一线 R－CHOP 方案治疗后,治愈率可以达到 60% 左右,但有 30%~40% 的复发/难治性患者预后不佳,尤其是二线治疗后仍未缓解或进展的患者预后更差。目前尚缺乏一致公认且特别有效的治疗方法。CAR－T 细胞的问世和推广,为治疗复发/难治性 DLBCL 提供了一种新模式。

ZUMA－1 研究是一项在全球最早开展的使用 CD19 CAR－T 细胞治疗复发/难治性大 B 细胞淋巴瘤的多中心研究[1],总缓解率(overall response rate, ORR)达到 83%,CR 率达到 58%,中位随访期为 27.1 个月,中位总缓解持续时间(duration of overall response, DOR)为 11.1 个月,中位总生存(OS)时间未达到,中位无进展生存(progression free survival, PFS)时间为 5.9 个月。在另一项国际性的 JULIET 研究中,CD19 CAR－T 细胞治疗复发/难治性 DLBCL 的 ORR 为 52%,CR 率为 40%,12 个月无复发生存(recurrence free survival, RFS)率为 65%,且获得 CR 的患者 RFS 为 79%[2]。

CD19 CAR－T 细胞用于治疗复发/难治性大 B 细胞淋巴瘤取得了突破性进展,但如果患者存在肿瘤负荷较高、特殊部位淋巴瘤,以及前期过多化疗导致 T 细胞损伤等情况,均会影响 CAR－T 细胞治疗的效果。因此,患者治疗前的系统检查和疾病、机体免疫状态的评估非常重要。在充分掌握患者的全身情况及适当处理局部病灶后,选择恰当的时机给予 CAR－T 细胞治疗,是保证 CAR－T 细胞治疗顺利实施并获得成功的前提。淋巴瘤晚期患者一般状态较差且肿瘤负荷高,这些都可能影响 CAR－T 细胞的疗效。ZUMA－12 研究认为,针对一些高危大 B 细胞淋巴瘤,更早期应用 CAR－T 细胞会使得患者获益的可能性更大[3]。该患者前期接受了 20 次以上的强化疗,且病灶部位特殊(结外、肝曲结肠段),这些都可能影响制备 CAR－T 细胞的成功率和疗效。幸运的是，在 CAR－T 细胞治疗前对该患者进行全面、系统评估后发现，患者外周血 T 细胞计数仍然在正常值范围，且对症支持治疗后患者一般情况尚可(ECOG 评分为 2 分)。最终，仍然决定对其实施 CAR－T 细胞治疗并获得良好疗效。而且，治疗过程顺利，未发生肠穿孔或肠出血等可能与治疗相关的严重并发症，以及 CRS、ICANS 等严重不良反应。

CRS 和 ICANS 通常发生在治疗后的早期。在 ZUMA－1 研究中，3 级以上 CRS 和 ICANS 的发生率分别为 11% 和 32%。而在日本的一项研究中发现 13 例(81.3%)患者发生了 CRS，其中 1、2 级 12 例(75.0%)，4 级 1 例(6.3%)，未发生 ICANS[4]。可见 CD19 CAR－T 细胞治疗 DLBCL 仍有一定风险，规范化的管理不良反应是保证治疗成功的关键。在回输 CAR－T 细胞前后和过程中，需要密切观测患者的体温、心率、呼吸及血压，注意患者的意识水平、神经系统反应等，以便做到早期识别和及时干预。该患者在输注 CAR－T 细胞后，没有出现明显 CRS 和 ICANS，可能与治疗前的适当预处理降低了肿瘤负荷有关。

总之，患者系复发难治性 DLBCL，病灶以结外为主，初诊及第 1 次复发后共行 12 个疗程化疗，第 2 次复发后在外院又接受了超过 10 个疗程以上的化疗，但仍未缓解，疾病呈进行性恶化，且腹痛等症状明显加重。此时，继续化疗不仅疗效有限，并且患者前期已接受大量化疗，很难耐受。最终，研究团队对该患者进行了 CD19 CAR－T 细胞靶向免疫治疗，患者再次获得 CR。虽然患者在 CAR－T 细胞治疗获得 CR 后近 1 年时再次复发，但患者有幸进入另外一项靶向新药临床试验性治疗，并再次获得完全缓解。在新药时代下，即使肿瘤没有缓解，只要能控制疾病进展，尽力维护患者保持良好的身体状态，那么患者就有可能获得新药治疗的机会，进而延长生命，甚至创造康复治愈的奇迹。

参考文献

[1] Locke F L, Ghobadi A, Jacobson C A, et al. Long-term safety and activity of axicabtagene ciloleucel in refractory large B-cell lymphoma (ZUMA-1)：a single-arm, multicentre, phase 1－2 trial[J]. The Lancet Oncology, 2019, 20(1)：31－42.

[2] Schuster S J, Bishop M R, Tam C S, et al. Tisagenlecleucel in adult relapsed or refractory diffuse large B-cell lymphoma[J]. New England Journal of Medicine, 2019, 380(1)：45－56.

[3] Neelapu S S, Dickinson M, Munoz J, et al. Axicabtagene ciloleucel as first-line therapy in high-risk large B-cell lymphoma：the phase 2 ZUMA-12 trial[J]. Nature Medicine, 2022, 28(4)：735－742.

[4] Kato K, Fujii N, Makita S, et al. A phase 2 study of axicabtagene ciloleucel in relapsed or refractory large B-cell lymphoma in Japan：1-year follow-up and biomarker analysis[J]. International Journal of Hematology, 2023, 117(3)：409－420.

(李迎伟)

病例 ② CD19 CAR-T 细胞联合免疫调节治疗 1 例难治性大 B 细胞淋巴瘤

患者一般情况

患者,男,初诊时 61 岁,身高 173 cm,体重 78 kg,农民,汉族,安徽籍。既往无高血压、糖尿病等病史可询。

CAR-T 细胞治疗前诊疗经过

▪ 初诊时外院诊疗经过

患者于 2016 年 7 月因"发现右侧腹股沟包块伴疼痛 1 个月"就诊外院,当时无发热、盗汗、消瘦等,予以抗感染治疗(具体不详),效果不佳。2 周后,因肿块持续增大且疼痛加重,在外院行淋巴结细针穿刺,病理细胞学检查提示急性淋巴结炎。当时行腹盆腔 CT 检查报告:腹膜后、右侧腹股沟区及双侧髂血管旁多发肿大淋巴结,提示非霍奇金淋巴瘤可能。补做 PET-CT 检查提示:全身多发肿大淋巴结(左侧颈部及锁骨区、后纵隔、腹膜后、右侧盆腔及腹股沟),代谢明显增高,符合淋巴瘤表现。2016 年 8 月,加做右侧腹股沟淋巴结活切,组织病理学检查报告:部分区域结构破坏,细胞较大,弥漫性分布,可见明显中位核仁及较多核分裂象。免疫组化显示:CD20(++),CD79a(++),CD3(+,副皮质区),CD30(+),Ki-67(++,90%),CD21(+,部分滤泡),Bcl-2(+,副皮质区),Bcl-6(+),Mum-1(++),CD10(-),考虑 DLBCL。根据患者在外院的诊疗资料,初诊时诊断为 DLBCL(non-GCB 型,Ⅲ期 A 组,IPI 评分为 3 分,中高危,ECOG 评分为 1 分)。

患者确诊后在原就诊医院行 4 次 CHOP(环磷酰胺+多柔比星+长春地辛+泼尼松)方案化疗。通过询问患者家属,了解到当时因经济原因在外院未使用利妥昔单抗。复查颈胸腹盆 CT,提示部分缓解(PR)。随后,行腹股沟残余病灶精准放疗,放疗后淋巴结明显缩小,评估疗效为 PR 后疾病稳定状态,此后未再诊治。2 年后(2018 年 6 月),患者因全身浮肿、血象减低伴多发淋巴结再次增大就诊于原医院,评估疾病进展(PD),仅予以沙利度胺和激素治疗后,患者要求自动出院。

■ 进展后治疗

2018 年 7 月 20 日,患者经病友推荐至安徽医科大学第二附属医院血液科就诊,住院后完善相关检查。血常规显示中度贫血和血小板减少(Hb 为 66 g/L,PLT 计数为 35×10^9/L) ,多次大便隐血试验阳性。PET－CT 检查显示：双侧颈部、左侧锁骨区、纵隔、双肺门、双腋下、腹膜后多发淋巴结,^{18}F－氟代脱氧葡萄糖(^{18}F－fluorodeoxyglucose,^{18}F－FDG)代谢增高。骨髓穿刺细胞学检查未见异常淋巴细胞浸润,胃镜检查提示慢性浅表性胃炎伴糜烂。确认患者疾病再次进展,当时患者一般情况较差,评估很难耐受强化疗,故于 2018 年 8 月 3 日及同年 9 月 1 日先予 2 次利妥昔单抗 600 mg 单药控制病情。患者一般情况有所恢复后,行二线方案 R－GemOx(利妥昔单抗+吉西他滨+奥沙利铂)和 R－ICE(利妥昔单抗+异环磷酰胺+卡铂+依托泊苷)各化疗 1 次,但腹股沟淋巴结仅一过性缩小后迅速增大,考虑疾病仍呈进展趋势。

2019 年 3 月,复查 PET－CT 显示：左侧髂血管旁肿大淋巴结为新发病灶,^{18}F－FDG 代谢异常增高,确认病情进展。2019 年 4 月,针对左侧腹股沟出现压迫症状最明显的原发病灶行放射治疗,但放疗中途因出现心悸、频发房早,未能完成预定剂量的放疗而提前终止,遂于同年 5 月起采用 R－GemOx、R－COPE(利妥昔单抗+环磷酰胺+长春地辛+泼尼松+依托泊苷)、R^2－COPE(利妥昔单抗+来那度胺+环磷酰胺+长春地辛+泼尼松+依托泊苷)等方案定期交替化疗。其间腹股沟包块一直不能稳定控制,用药后可短暂缩小,化疗间歇期又迅速反弹增大。同时,患者左侧腹股沟和下腹部症状明显,胀痛加重。为进一步明确病灶性质,于 2019 年 9 月再次行左侧腹股沟包块粗针穿刺活检,病理提示仍为 DLBCL(non－GCB 型)。

综合分析患者既往诊疗过程和近期检查结果,确认该患者属于"复发难治性 DLBCL"。当时建议患者及家属采用布鲁顿酪氨酸蛋白激酶(Bruton's tyrosine kinase,BTK)抑制剂联合化疗,或加入 CD19 CAR－T 细胞临床试验治疗,但患者及家属均有所顾虑而未能接受,并在了解情况后自动出院。出院后仅 2 个多月,患者因左侧腹股沟包块再次进行性增大、胀痛难忍而入院。

CAR－T 细胞治疗

■ 选择 CAR－T 细胞治疗的依据

患者为复发难治性 DLBCL,前期 CHOP 联合局部放疗治疗后获得近 2 年的稳定期(PR 状态),但复发后疾病快速进展,多次采用二线、三线治疗方案均不能有效控制病情。若无相关禁忌证,国内外诊疗指南均推荐可加入靶向新药等临床试验性治疗。

在与患者及家属再次充分解释病情、分析 CAR－T 细胞治疗的风险和利弊平衡之后,患者及家属表示理解并签署知情同意书,随后按程序进行以下必要筛查和全面系统评估。① 原发病:超声检查显示左侧腹股沟淋巴结肿大,最大约 65 mm×37mm,皮髓质分界不清,相互融合,而 PET－CT 显示 ^{18}F－FDG 提示左侧髂血管旁肿大淋巴结代谢异常增高,病情进展。② 治疗靶点:取腹股沟肿块病理活切标本加做免疫组化确认 CD19$^+$。③ 体能状态:ECOG 评分为 2 分。④ 血细胞和 T 淋巴细胞水平:血常规显示 WBC 计数为 3.83×10^9/L,Hb 为 127 g/L,PLT 计数为 150×10^9/L,CD3$^+$ T 淋巴细胞计数为 0.7×10^9/L。⑤ 脏器功能:心、肝、肾等脏器功能基本正常。⑥ 感染:评估无活动性感染及其他特殊感染。

■ 抽取患者外周血或分离单个核细胞

因患者外周血 T 淋巴细胞计数显示偏低(0.7×10^9/L),为尽可能确保 CAR－T 细胞制作达标,决定利用细胞分离机采集患者外周血中单个核细胞 200 ml,经检测确认内含足够数量的 T 淋巴细胞之后,立即送往实验室制备 CD19 CAR－T 细胞。

■ 体外制备 CAR－T 细胞质量的预评价

采集该患者外周血单个核细胞后第 7 天,实验室回报 CAR－T 细胞生长良好,制备过程顺利,预测第 10 天可以回输 CD19 CAR－T 细胞。

■ CAR－T 细胞回输前预处理方案的制订和实施

因患者前期已接受 10 余次化疗,身体比较虚弱,且外周血 T 淋巴细胞基础水平偏低,故选用环磷酰胺单药预处理清除淋巴细胞。预处理结束后第 3 天(2020 年 4 月 17 日),回输自体 CD19 CAR－T 细胞 100 ml,CAR－T 细胞总数为 2.1×10^6/kg。

■ CAR－T 细胞治疗后的不良反应和疗效评价

患者回输 CD19 CAR－T 细胞当天过程顺利,输后+1 天即开始出现发热,最高体温超过 39℃,高热持续 5 天(图 3－2－1),监测血压及氧饱和度正常、肝肾功能、铁蛋白等未见明显异常,判断为 1 级 CRS。检测细胞因子谱 6 项,可见炎症因子 IL－6 和 IL－10 输注后明显上升(图 3－2－2)。出现 4 级血细胞减少的粒细胞缺乏,考虑发热除 CAR－T 细胞输注 CRS 相关外,感染不能完全排除,因此予以抗感染、升白细胞治疗。输注后+11 天(4 月 28 日),复查超声显示左侧腹股沟淋巴结最大 41 mm×21 mm,已较前明显缩小,治疗有效。患者体温正常、血细胞恢复后出院。体内 CAR－T 细胞扩增,在输注后+7 天时流式检出 CAR－T 细胞扩增达高峰,占 CD3$^+$ T 淋巴细胞的 15.5%(图 3－2－3)。

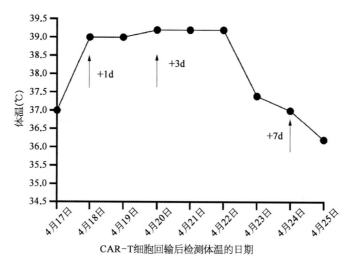

图 3 - 2 - 1 · 患者 CAR - T 细胞回输后的体温变化曲线

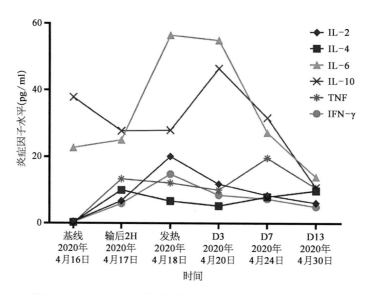

图 3 - 2 - 2 · CAR - T 细胞回输后 2 周内炎症因子的水平及变化趋势

横轴：CAR - T 细胞回输前后检测炎症因子的时间点（H 代表小时，D 代表天）；纵轴：显示各炎症因子水平。IL - 6 在发热时升高最明显，同时伴 IL - 2、IFN - γ 明显升高，IL - 10 于回输后 + 3 天达最高峰，所有炎症因子在 + 13 天后下降至接近正常值水平。

▉ 跟踪随访

本例患者 CD19 CAR - T 细胞回输后，按要求定期复查随诊显示左侧腹股沟等浅表肿大淋巴结持续逐渐缩小。+ 105 天（2020 年 8 月 4 日）住院行全面检查，系统影像学检查后评估疗效达 PR，检测外周血淋巴细胞亚群显示 CD19⁺ B 淋巴细胞为 0，调节性 T 细胞（Treg）比例升高，CAR - T 细胞扩增比例降至 0.41%。患者为复发难治性 DLBCL，向患者及家属多次建议序

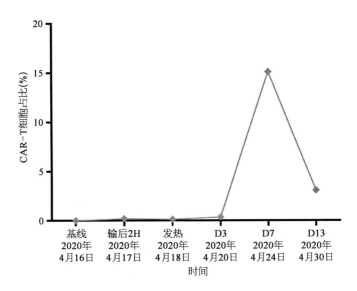

图 3－2－3 · CAR－T 细胞回输后 2 周内患者外周血中循环 CD19 CAR－T 细胞扩增情况

横轴：回输前后检测 CAR－T 细胞的时间点（H 代表小时，D 代表天）；纵轴：流式检测
CAR－T 细胞占 CD3$^+$ T 淋巴细胞的百分比（%），可见扩增高峰出现在回输后+7 天。

贯自体造血干细胞移植巩固治疗，均被拒绝，后予以来那度胺 10 mg 每日 1 次（服用 21 天，停 7天）调节免疫治疗。此后，多次入院复查评估病情仍为 PR，且体能状态良好。截至本书完稿，患者持续 PR 已达 3 年余。

讨论 和 总结

DLBCL 是最常见的非霍奇金淋巴瘤。目前，R－CHOP 方案为标准一线治疗方案，治疗后约 60% 的患者可达 CR 并实现长期生存。但 10%~15% 的 DLBCL 患者原发耐药，20%~25% 会出现疾病复发[1]。即使这部分复发/难治性（r/r）DLBCL 患者应用二线或多线治疗能够达到疾病缓解，甚至进行了自体造血干细胞移植，但多数仍会出现疾病再次复发进展，而这也是DLBCL 治疗的难点。但是，CAR－T 细胞的出现为 r/r DLBCL 患者提供了一种新的治疗方法，并在全球已开展了较多的多中心临床研究性治疗。ZUMA－1 研究[2]报道使用 CD19 CAR－T细胞治疗 r/r DLBCL 的总缓解率达到 83%，CR 率达到 58%，且在中位随访 27.1 个月时，患者的无进展生存率达到 39%。

本例患者前期一线治疗达到 PR 后复发，之后二线以上方案治疗 10 多次，病情不能控制，呈持续进展。在系统、全面地评估患者病情后，最终选择 CD19 CAR－T 细胞临床研究性治疗，并获得良好疗效，且治疗过程顺利，未发生心脏等脏器功能异常，以及严重 CRS、ICANS 等不良反应。但由于患者前期化疗经历过严重毒副反应，坚决拒绝造血干细胞移植的巩固治疗，预测该患者后期再次进展复发的风险较大。

NCCN 指南推荐年龄60~80 岁的老年 DLBCL 患者可用来那度胺维持治疗。多篇文献报道，不管是一线治疗后维持还是复发难治不适合移植者，达到最佳疗效后选用来那度胺进行维持治疗，具有协同抗肿瘤作用，可改善生存[3-5]。在本团队前期的临床研究中，发现 Treg 升高对于患者 CAR - T 细胞治疗的总体生存率及无复发生存率都是不良预后因素[6]。另有其他体内外研究均显示，来那度胺不仅通过作用于 T 细胞可显著增强 CAR - T 细胞的抗肿瘤效应[7]，还可以下调 Treg 来改善患者免疫抑制微环境[8]。因此，该老年患者 CAR - T 细胞治疗获得 PR 后，予以来那度胺调节免疫治疗，并获得持续缓解3 年余，患者身体状况和生活质量保持良好。

总之，分析该患者的诊疗经过提示，对于复发/难治性 DLBCL 患者接受 CD19 CAR - T 细胞治疗后，如果获得稳定缓解，但因各种因素不能桥接实施造血干细胞移植术以巩固治疗，那么联合来那度胺等免疫调节治疗可能对防止复发、延长患者无进展生存具有积极作用。

❖ 参考文献 ❖

［1］Susanibar-Adaniya S, Barta S K. 2021 Update on diffuse large B cell lymphoma： a review of current data and potential applications on risk stratification and management［J］. American Journal of Hematology, 2021, 96(5)：617 - 629.

［2］Locke F L, Ghobadi A, Jacobson C A, et al. Long-term safety and activity of axicabtagene ciloleucel in refractory large B-cell lymphoma (ZUMA-1)：a single-arm, multicentre, phase 1 - 2 trial［J］. The Lancet Oncology, 2019, 20(1)：31 - 42.

［3］Zinzani P L, Rigacci L, Cox M C, et al. Lenalidomide monotherapy in heavily pretreated patients with non-Hodgkin lymphoma：an Italian observational multicenter retrospective study in daily clinical practice［J］. Leukemia and Lymphoma, 2015, 56(6)：1671 - 1676.

［4］Thieblemont C, Tilly H, Gomes da Silva M, et al. Lenalidomide maintenance compared with placebo in responding elderly patients with diffuse large B-cell lymphoma treated with first-line rituximab plus cyclophosphamide, doxorubicin, vincristine, and prednisone［J］. Journal of Clinical Oncology, 2017, 35(22)：2473 - 2481.

［5］Ferreri A J, Sassone M, Angelillo P, et al. Long-lasting efficacy and safety of lenalidomide maintenance in patients with relapsed diffuse large B-cell lymphoma who are not eligible for or failed autologous transplantation ［J］. Hematological Oncology, 2020, 38(3)：257 - 265.

［6］An F, Wang H, Liu Z, et al. Influence of patient characteristics on chimeric antigen receptor T cell therapy in B-cell acute lymphoblastic leukemia［J］. Nature Communications, 2020, 11(1)：5928.

［7］Otáhal P, Pruková D, Král V, et al. Lenalidomide enhances antitumor functions of chimeric antigen receptor modified T cells［J］. Oncoimmunology, 2016, 5(4)：e1115940.

［8］Scott G B, Carter C, Parrish C, et al. Downregulation of myeloma-induced ICOS-L and regulatory T cell generation by lenalidomide and dexamethasone therapy［J］. Cellular Immunology, 2015, 297(1)：1 - 9.

（朱维维）

病例 ③ CD19 CAR–T 细胞治疗 1 例难治性大 B 细胞淋巴瘤病灶出现显著假性进展

患者一般情况

患者,男,初诊时 28 岁,身高 168 cm,体重 72 kg,网络工程师,汉族,安徽籍。既往身体健康。

CAR–T 细胞治疗前诊疗经过

▊ 诊断

1. 主要症状和体征

患者于 2020 年 7 月因"左颈部肿块逐渐增大半年"在当地医院就诊。

2. 普通实验室检查

乳酸脱氢酶升高(668 U/L),其他常规检查未见明显异常。

3. 特殊检查

当地医院对左颈部肿块行病理组织学活检提示:弥漫大 B 细胞淋巴瘤。免疫组化:CD3(−)、CD20(+)、Ki−67(+,90%)、C−myc(+,60%)、TP53(强阳性)、CD10(+)、Mum−1(−)、Bcl−6(+)、Bcl−2(+)、CD30(−)。FISH 检查:myc、$Bcl−2$、$Bcl−6$ 未见异常。PET−CT 提示左侧颈部团块状、结节状 FDG 代谢异常增高灶(SUVmax = 25.6),其他部位未见代谢增高灶。骨髓穿刺未见异常淋巴细胞浸润。骨髓细胞染色体核型分析无异常(46,XY[20])。

4. 诊断

根据患者在外院就诊的资料,诊断为:弥漫大 B 细胞淋巴瘤(DLBCL),非特指型;生发中心 B 细胞来源(Hans 模型);myc、$Bcl−2$、$Bcl−6$ 三表达,TP53 蛋白强阳性;Ann Arbor 分期为Ⅰ期 A 组;年龄调整的国际预后指数(age adjusted international prognostic index, aaIPI)为 1 分;ECOG 评分为 2 分。

■ 治疗

1. 初诊后治疗

患者在外院接受 R - CHOP 一线方案治疗 4 个疗程,随后复查 PET - CT 评估病灶增大,提示疾病进展,判断属于"原发耐药,难治性 DLBCL"。

2. 针对难治性 DLBCL 治疗

外院判断为"难治性 DLBCL"后,立即采用了 CD20 单抗联合泽布替尼和来那度胺(ZR2 方案)治疗 1 个疗程,但增强 CT 等检查评估疗效提示疾病仍在进展。随后更改为 R - GDP(利妥昔单抗+吉西他滨+顺铂+地塞米松)方案治疗 4 个疗程并联合局部放疗后,再次评估疗效显示疾病仍在进展。在后期治疗阶段,患者出现过严重骨髓抑制和Ⅲ度血细胞减少,予以粒细胞集落刺激因子刺激造血等支持治疗后好转。2021 年 3 月,患者为求进一步诊治转入安徽医科大学第二附属医院血液科。

CAR - T 细胞治疗

■ 选择 CAR - T 细胞治疗的依据

该患者诊断为 DLBCL 后,已接受二线以上方案治疗,但病情一直呈快速进展,无任何控制迹象,明确为"难治性 DLBCL"。就诊于安徽医科大学第二附属医院血液科时,颈部肿块已出现明显压迫症状,这种情况下若继续采取传统治疗方案能够获得缓解的可能性极小,且预后极差。因此,尽快采用 CD19 CAR - T 细胞等靶向新药治疗可能是最佳选择。

与患者及家属充分解释沟通、获得知情同意后,行以下筛查和评估。① 原发病评估:超声提示左侧颈部肿块大小约 89 mm×86 mm×88 mm,边界不清,形态不规则,内部回声不均匀,局部侵犯至胸锁乳突肌,后方挤压颈内静脉及颈总动脉。超声引导下行粗针穿刺,左颈部包块病理活检报告:DLBCL,GCB 来源,伴较多坏死灶,部分侵及肌肉脂肪间。免疫组化:CD3(残存个别 T 阳性)、CD20(+,10%)、CD19(+)、Ki - 67(+,80~90%)、C - myc(++,70%)、P53(强阳性)、CD10(+)、Mum - 1(-)、Bcl - 6(++)、Bcl - 2(2+)。FISH 检查显示:$Bcl - 2(-)$,$Bcl - 6(-)$,$myc(-)$。PET - CT 检查报告:左侧咽后及颈部多发肿大淋巴结、左肾周多发病灶、右侧额窦、左侧上颌窦及双侧蝶窦黏膜增厚、左侧股骨大转子局灶性代谢增高,以上病灶均考虑淋巴瘤侵犯(图 3 - 3 - 1G)。骨髓穿刺检查未见淋巴瘤细胞侵犯。肿块组织细胞行二代测序检查:因组织坏死明显,细胞数太少,检测失败。经全面系统检查、重新评估病情后,修正诊断为:难治性 DLBCL,Ann Arbor 分期为Ⅳ期 A 组,aaIPI 为 2 分;生发中心 B 细胞来源(Hans 模型);myc、$Bcl - 2$、$Bcl - 6$ 三表达,TP53 蛋白强阳性。② 治疗靶点:免疫组化和流式检测均提示淋巴瘤细胞表面 CD19⁺。③ 体能状态:ECOG 评分为 2 分。④ 血细胞和 T 淋巴细胞水平:血常规显示 WBC 计数为 $2.76×10^9/L$,Hb 为 99 g/L,PLT 计数为 $78×10^9/L$,$CD3^+$ T 淋巴细胞计数为 $0.4×10^9/L$,提示 T 细胞数偏低,制备 CAR-T 细胞失败的可能性较大。⑤ 脏器功能:心、肝、肾等脏器功能基本正常。⑥ 感染:无活动性感染及其他特殊感染。综合筛查结果,患者符合 CD19 CAR-T 细胞临床试验性治疗的基本条件。

▤ 抽取患者外周血或分离单个核细胞

鉴于患者外周血 T 细胞计数很低,而采用 CD19 CAR-T 细胞治疗是当时该患者唯一可能实施且有望控制疾病的选择,故利用外周血循环细胞分离机来获取制备 CAR-T 细胞前必需的 T 淋巴细胞数。经过细心调控和监测,最终采集获得符合 CAR-T 细胞制作要求、内含足够 T 细胞的单个核细胞分离液 200 ml,并立即送往实验室用于制备 CAR-T 细胞。

▤ 体外制备 CAR-T 细胞质量的预评价

采集该患者外周血 PBMC 后第 7 天,实验室回报 CAR-T 细胞生长良好,制备过程顺利,预测 3~5 天后可以获得满足治疗需要的 CD19 CAR-T 细胞数。

▤ CAR-T 细胞回输前预处理方案的制订和实施

该患者在采集细胞前后疾病表现为持续快速进展趋势,局部已有明显压迫周围组织的症状。为预防和降低高肿瘤负荷相关的肿瘤溶解综合征及 CRS 等严重不良反应的发生风险,在等待 CAR-T 细胞制作期间,先予以患者短暂的综合治疗后(3 天的小剂量化疗联合局部放疗),再进行标准 FC 方案预处理清除淋巴细胞,并于预处理结束后第 3 天(启动 CAR-T 细胞制备后的第 12 天),顺利回输 CD19 CAR-T 细胞 $1.4×10^5/kg$。该细胞数量与实验室早期预告的数值差异很大,实际未达到研究方案要求回输的最低 CAR-T 细胞数($2~5×10^6/kg$)。实验室回报解释该患者转染后的 CAR-T 细胞在体外扩增效果不佳,可能与个体化因素有关,具体原因不明。考虑患者当时病情进展凶险,故决定先将仅能获得的低剂量 CAR-T 细胞回输给患者,随后择机再启动制作 CAR-T 细胞。

▤ CAR-T 细胞治疗后的不良反应和疗效评价

患者在接受 CAR-T 细胞回输后+1 天起,即出现间断 38℃以上的发热,但外周血中未检出 CAR-T 细胞。+7 天起,患者主诉左侧颞下颌部胀痛及同侧额面部痛,并出现持续高热。CT 扫描显示,左颈部肿块较回输前明显增大,即从 52.7 mm×42.4 mm 增长到 67.8 mm×60.5 mm (图 3-3-1)。同时,外周血中可检出 CAR-T 细胞(占 T 淋巴细胞的 5.03%),细胞因子水平略有升高,予以非甾体退热药物处理后体温仍反复。+9 天起患者除高热外,主诉左侧颞下颌面部胀痛明显加重,伴呼吸困难和胸闷,血压及血氧饱和度正常,外周血中的 CAR-T 细胞扩增至高峰(49.63%),细胞因子 IL-6、IL-8 和 IFN-γ 水平也显著上升,达到峰值(图 3-3-2A、图 3-3-4A)。

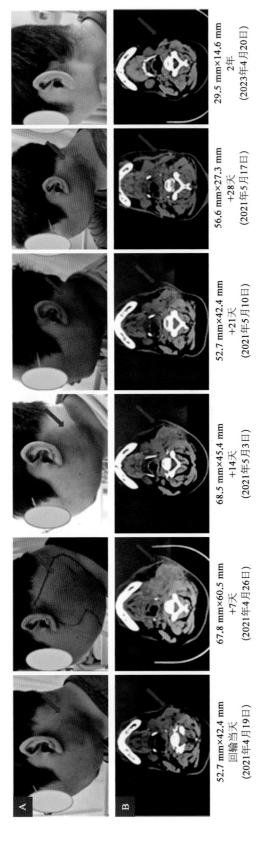

图 3－3－1．CAR－T 细胞治疗前后患者颈部最大病灶的变化情况

A：CAR－T 细胞回输＋7 天时，患者外观左侧颞下颌部肿胀痛及同侧面部肿胀最明显；B：CT 扫描显示左颈部肿块在回输后＋7 天增大最明显（从回输前 52.7mm×42.4 mm 增至 67.8mm×60.5 mm），随着时间推移，肿块逐渐缩小，至回输后 2 年完全恢复正常。

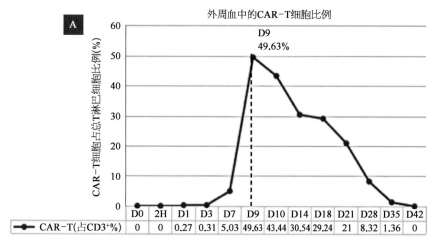

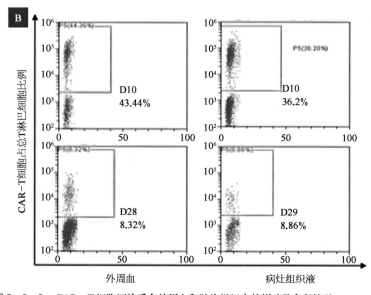

图3-3-2 · CAR-T细胞回输后在外周血和肿块组织中的增殖及存留情况

A:回输后+9天,外周血中的CAR-T细胞扩增达峰值;B:回输后+10天病灶组织中检出的CD19 CAR-T细胞占T淋巴细胞的36.2%,其比例低于外周血中的(43.44%),而回输后+28天病灶组织中仍可检出CD19 CAR-T细胞(占T淋巴细胞的8.86%),略高于外周血中的(8.32%)。

因此,临时加用小剂量激素缓解局部压迫症状的同时,加大对患者病情解释和心理疏导的力度,从而帮助患者减轻焦虑、恐惧心理。

为明确左颞下颌面部胀痛的原因及其部位显著增大肿块的性质,回输后+10天在超声引导下对肿块行粗针穿刺术和病理组织活检。术后病理检查报告提示淋巴瘤细胞多呈核碎裂、裸核或细胞坏死状态。将同部位肿块行病理活检的标本制成细胞悬液后,采用流式细胞术可测出CD19$^+$淋巴瘤细胞(图3-3-3),同时检出CD19 CAR-T细胞在病灶组织中有显著浸润(占T淋巴细胞的36.2%),但比例低于外周血(占T淋巴细胞的43.44%)(图3-3-2B)。此外,流式细胞术显示病灶组织液中 IL-6、IL-8 和 IFN-γ 的水平升高,且与 CAR-T 细胞不同,其显著高于外周血(图 3-3-4)。

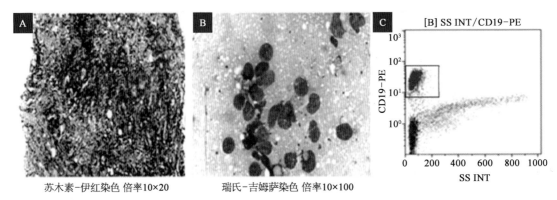

苏木素-伊红染色 倍率10×20　　　　瑞氏-吉姆萨染色 倍率10×100

图 3-3-3・CAR-T 细胞治疗后的肿块组织形态学及流式检测结果

A~B:CAR-T 细胞回输后+10 天时,对患者颌面部明显增大的肿块行粗针穿刺,将穿刺获得的新鲜肿块组织在玻片上按压印片后进行形态学检查,显微镜下可见淋巴瘤细胞呈核碎裂、裸核或坏死状态;C:同部位肿块标本制成细胞悬液后行流式检测可检出 CD19+淋巴瘤细胞(方框内红色所示),方框外蓝色和红色代表其他正常淋巴细胞,灰色代表粒细胞等背景细胞,横轴 SS 表示被测细胞的侧向角散射光信号(side scatter)。

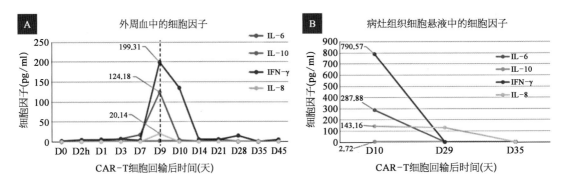

图 3-3-4・CAR-T 细胞回输后外周血和肿块组织中的细胞因子水平

A:CAR-T 细胞回输+9 天,外周血中的细胞因子 IL-6、IL-8 和 IFN-γ 水平上升至最高峰;B:流式细胞术显示,CAR-T 细胞回输后+10 天,病灶组织细胞悬液中的 IL-6、IL-8 和 IFN-γ 水平升高,且明显高于外周血,并随时间推移而逐渐下降。

　　回输后+13 天,患者左侧颞下颌部肿痛开始好转,复查影像学(CT)显示相应部位的肿块有所缩小(68.5 mm×45.4 mm)(图 3-3-1),外周血中的 CAR-T 细胞开始减少(占 T 淋巴细胞的 30.54%),细胞因子也下降到正常范围(图 3-3-2A、图 3-3-4A)。+21 天后,患者局部胀痛、发热等症状基本消失。+28 天,患者肿块大小缩小至 56.6 mm×27.3 mm(图 3-3-1),外周血中的 CAR-T 细胞占比下降至 8.32%。+29 天再次行局部肿块组织病理活检,采用流式细胞术检测病灶组织细胞悬液未检出淋巴瘤细胞,CAR-T 细胞比例降至 8.86%(图 3-3-2),IL-6 和 IFN-γ 等细胞因子水平已恢复到正常范围(图 3-3-4)。同时,PET-CT 检查评估疗效提示部分缓解(PR)(图 3-3-5)。+42 天,患者病情稳定好转出院。在院治疗期间,患者出现了 2 级 CRS 和Ⅲ°全血细胞减少,无肝肾功能损害、ICANS 等其他严重不良反应发生。

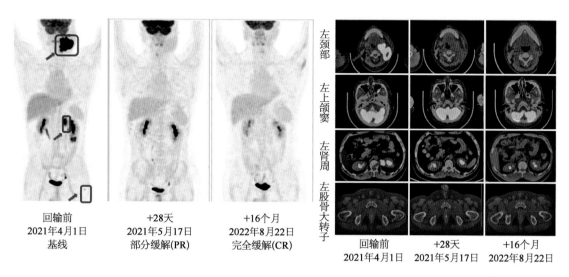

图 3－3－5 · **PET－CT 显示 CAR－T 细胞治疗前后患者全身淋巴瘤病灶的变化情况**

CAR－T 细胞治疗后 28 天即达到部分缓解,并随着时间的推移,缓解程度进一步加深,于+16 个月达到完全缓解。

▨ 跟踪随访

CAR－T 细胞回输后+3 个月后,患者入院行 PET－CT 评估仍为 PR,此时外周血中 CAR－T 细胞和 B 淋巴细胞均未检出,拟行自体造血干细胞移植以巩固强化治疗,但多次采集自体干细胞均失败,故改为干扰素维持治疗。2022 年 8 月 21 日(回输后+16 个月),患者定期随诊复查,行 PET－CT 提示 CR(图 3－3－5)。此时,外周血 B 细胞已恢复正常,未检测到 CAR－T 细胞,到本次截稿,患者已持续 CR 2 年余。

讨论 和 总结

该患者系典型的原发耐药、难治性 DLBCL,其初始治疗即产生的耐药可能与瘤细胞高表达 TP53 且伴有 *myc*、*Bcl－2*、*Bcl－6* 三表达这些预后不良因素有关[1]。既往临床数据显示,复发/难治性 DLBCL 患者的中位生存期仅为 6 个月[2]。然而,CD19 CAR－T 细胞疗法的出现显著改善了预后,12 个月的总生存率达到 48%~59%[3-5]。本例患者在 CAR－T 细胞治疗前外周血中的 T 细胞和回输时 CD19 CAR－T 细胞的数都未达到研究方案要求的最低标准,可能与前期较强的放、化疗对 T 细胞的损伤有关。因为患者当时病情进展凶险,故先将仅能获得的低剂量 CAR－T 细胞回输。在 CAR－T 细胞治疗后的短期内即达到部分缓解,并随着时间的推移,在未予其他特殊治疗的情况下缓解程度进一步加深,提示 CAR－T 细胞在该患者中的抗肿瘤作用不仅有效,而且持续时间很长。

该患者在输注 CAR－T 细胞后,动态观测其体表最大病灶的变化情况,结合病灶肿大最明显时的内部肿瘤细胞、CAR－T 细胞及细胞因子的检查结果,确认其发生了假性进展。根据本研究团队检索的结果显示,在接受 CAR－T 细胞治疗的患者,除本病例之外,全球共报道了 8 例患者在 CAR－T 细胞输注后出现了假性进展[7,8],其中淋巴瘤患者 7 例,白血病患者 1 例。值得注意的是,已报道的关于假性进展的病例均未通过组织学证实,这可能会导致一些潜在的偏倚。而在本病例中,本研究团队进行了组织活检以确定肿大淋巴结的性质,同时通过比较病灶组织及外周血中的 CAR－T 细胞及炎症因子水平,明确了病灶中有来自外周血 CAR－T 细胞的浸润,且肿块组织细胞悬液中的炎症因子水平在肿块最明显时显著高于外周血,而肿块缩小后又显著降低。这些结果足以证明患者肿块组织的一过性增大是 CAR－T 细胞渗入和由此引发的炎症反应所致,而非肿瘤真正恶化进展。随后,该患者未接受其他任何针对淋巴瘤的特异性治疗,仅定期检查和随诊,结果显示体内病灶持续缩小,于 1 年左右时达到完全缓解。其间多次建议患者行自体造血干细胞移植术,但均以各种因素拒绝,目前持续缓解已达 2 年余,这与其他研究者报告的结果一致,即经历假性进展的患者通常有良好的结局(表 3－3－1)。

表 3－3－1 · CD19 CAR－T 细胞治疗 B 细胞肿瘤后出现过假性进展的患者特征

序号	性别	年龄	国家	诊　　断	分期	共刺激分子	CRS 分级	持续时间	随访时间	随访结果
1[6]	男	51	中国	滤泡转弥漫大 B 细胞淋巴瘤	Ⅱ	4－1BB	—	第 5~7 天	3 个月	部分缓解
2[6]	女	33	中国	弥漫大 B 细胞淋巴瘤	Ⅳ	4－1BB	—	第 5 天起	1 个月	完全缓解
3[6]	男	50	中国	弥漫大 B 细胞淋巴瘤	Ⅳ	4－1BB	1	第 4~7 天	6 个月	部分缓解
4[7]	男	23	爱尔兰	弥漫大 B 细胞淋巴瘤	Ⅳ	CD28	3	第 6 天起	8 个月	部分缓解
5[7]	男	27	爱尔兰	原发纵膈大 B 细胞淋巴瘤	ⅡE	CD28	3	第 6~27 天	4 个月	完全缓解后续贯自体移植
6[7]	女	37	爱尔兰	原发纵膈大 B 细胞淋巴瘤	Ⅱ	CD28		第 2~16 天	3 个月	完全缓解
7[8]	男	6	中国	急性 B 淋巴细胞白血病		—	1	第 16 天起	7 个月	完全缓解
8	男	29	中国	弥漫大 B 细胞淋巴瘤	Ⅳ	4－1BB	3	第 7~14 天	6 个月	部分缓解后续贯自体移植

总之,回顾并系统分析该患者 CAR－T 细胞治疗的整个过程,能深切感受到实际应用 CAR－T 细胞疗法中的个体差异和随时可能出现的特殊变化。首先,T 细胞和制备获得的 CAR－T 细胞数量不一定是决定疗效的必要因素,有些患者即使未能达到常规需要的最低水平和剂量,输入体内后也可能扩增良好,取得很好的疗效,而其原因和机制还有待今后进一步

研究与阐明。其次,CAR－T细胞治疗肿瘤,可能会从外周血大量渗透、浸润至局部肿块组织,并在病灶内扩增,发挥杀伤效应的同时,伴发严重的免疫炎症反应(也被称为局部CRS)。这不仅会导致受累病灶进行性肿大,还会给患者和医生均造成非常大的困惑、焦虑和紧张。此时,能否设法明确肿块增大的性质对决定下一步治疗方法和疗效转归极其重要,因此需要慎之又慎,准确把握病灶真相。最后,综合CAR－T细胞治疗其他特殊部位淋巴瘤的反应过程(如CAR－T细胞治疗淋巴瘤的病例1)分析,该患者的病灶反应强力警示了当肿瘤发生在重要脏器周围或有安全隐患的特殊部位(如肠道、呼吸道等)时,实施CAR－T细胞治疗伴发的局部炎症反应可能会导致严重不良事件的发生(穿孔、出血等)。在这种情况下,治疗前需要充分把控利弊平衡,并做好应对可能发生高风险事件的准备工作。

· 参考文献 ·

[1] Dodero A, Guidetti A, Marino F, et al. Dose-adjusted EPOCH and rituximab for the treatment of double expressor and double-hit diffuse large B-cell lymphoma: impact of TP53 mutations on clinical outcome[J]. Haematologica, 2022, 107(5): 1153-1162.

[2] Crump M, Neelapu S S, Farooq U, et al. Outcomes in refractory diffuse large B-cell lymphoma: results from the international SCHOLAR-1 study[J]. Blood, 2017, 130(16): 1800-1808.

[3] Neelapu S S, Locke F L, Bartlett N L, et al. Axicabtagene ciloleucel CAR T-cell therapy in refractory large B-cell lymphoma[J]. New England Journal of Medicine, 2017, 377(26): 2531-2544.

[4] Schuster S J, Bishop M R, Tam C S, et al. Tisagenlecleucel in adult relapsed or refractory diffuse large B-cell lymphoma[J]. New England Journal of Medicine, 2019, 380(1): 45-56.

[5] Abramson J S, Palomba M L, Gordon L I, et al. Lisocabtagene maraleucel for patients with relapsed or refractory large B-cell lymphomas (TRANSCEND NHL 001): a multicentre seamless design study[J]. The Lancet, 2020, 396 (10254): 839-852.

[6] Wang J, Hu Y, Yang S, et al. Role of fluorodeoxyglucose positron emission tomography/computed tomography in predicting the adverse effects of chimeric antigen receptor T cell therapy in patients with non-Hodgkin lymphoma[J]. Biology of Blood and Marrow Transplantation, 2019, 25(6): 1092-1098.

[7] Danylesko I, Shouval R, Shem-Tov N, et al. Immune imitation of tumor progression after anti-CD19 chimeric antigen receptor T cells treatment in aggressive B-cell lymphoma[J]. Bone Marrow Transplantation, 2021, 56(5): 1134-1143.

[8] Huang J, Rong L, Wang E, et al. Pseudoprogression of extramedullary disease in relapsed acute lymphoblastic leukemia after CAR T-cell therapy[J]. Immunotherapy, 2021, 13(1): 5-10.

(吴凡)

经两种 CD19 CAR‑T 细胞 给药途径治疗 1 例 复发难治性大 B 细胞淋巴瘤

患者一般情况

患者,女,初诊时 55 岁,身高 160 cm,体重 67 kg,农民,汉族,安徽籍。既往有 2 型糖尿病、冠状动脉粥样硬化性心脏病、左前分支传导阻滞、完全性右束支传导阻滞病史。

CAR‑T 细胞治疗前诊疗经过

■ 诊断

1. 主要症状和体征

患者于 2014 年 6 月因"右乳房肿块进行性增大 1 月余"就诊当地医院,病程中无发热、盗汗、体重减轻。

2. 普通实验室检查

血常规、肝肾功能、乳酸脱氢酶均未提示异常(未见报告单)。

3. 特殊检查

在当地医院行右乳房肿块病理活检提示 DLBCL。免疫组化显示 CD5(+)、CD3(+)、CD20(+)、CD79a(+)、CD10(分散弱阳性)、Mum‑1(+)、Bcl‑2(+)、Ki‑67(>80%)、Bcl‑6(+)。未行影像学、骨髓检查及分子遗传学检查。

4. 诊断

根据患者提供的外院就诊资料,初诊时诊断为弥漫大 B 细胞淋巴瘤(DLBCL),具体分期不详,合并 2 型糖尿病、冠状动脉粥样硬化性心脏病、左前分支传导阻滞、完全性右束支传导阻滞。

▪ 治疗

1. 初诊后治疗

在外院确诊后接受 R－CHOP 方案治疗多个疗程后缓解(具体不详)。

2. 第 1 次复发后治疗

2018 年 10 月(初诊后 4 年),患者因"右前臂肿块"再次就诊于原医院。PET－CT 显示:筛窦、鼻腔、鼻咽、双侧乳腺、左侧胸壁、右背部及双上肢皮下等部位代谢增加。对右前臂肿块进行组织活检和病理检查后提示 DLBCL,免疫组化显示:CD20(＋)、PAX5(＋)、CD10(－)、Mum－1(＋)、Bcl－2(＋)、Bcl－6(＋)、Cyclin－D1(－)、TDT(－)、Ki－67(60％)。予以 R－CHOP 方案治疗 5 个疗程后,CT 评估疾病缓解。化疗期间曾发生严重骨髓抑制和Ⅳ度粒细胞减少,并继发重症肺部感染,在抗感染等治疗好转后出院。而后因化疗耐受性差,未再进一步诊治。

3. 第 2 次复发后治疗

2019 年 12 月,患者因"左前臂再次出现肿块进行性增大"在原医院就诊。查体:神清,颈部、腋窝及腹股沟均可触及肿大淋巴结,质韧、无压痛,左前臂可见大小约 3 cm×3 cm×1 cm 的肿块,表面可见黑色痂壳形成,局部无红肿及分泌物。实验室检查:血常规、肝肾功能未见明显异常。浅表淋巴结超声检查报告:颈部、腋窝和腹股沟淋巴结肿大。对左前臂肿块行组织病理活检仍然提示 DLBCL,免疫组化:CD5(－)、CD3(－)、CD20(＋)、CD19(＋)、PAX－5(＋)、CD10(＋)、Mum－1(＋)、Bcl－2(＋)、Ki－67(75％)、Bcl－6(＋)、EBER(－)(摘自出院小结,未见原始报告单)。考虑原发病再次复发,经原主治医生推荐转入安徽医科大学第二附属医院血液科,要求行 CAR－T 细胞治疗。

CAR－T 细胞治疗

▪ 选择 CAR－T 细胞治疗的依据

患者诊断 DLBCL 明确,已复发 2 次,首发病灶的部位在乳腺,复发时又同时在多处淋巴结及结外部位出现系统性侵犯,且患者既往已接受多线化疗,身体耐受性差,发生过严重骨髓抑制和重症感染,依据国内外诊疗指南推荐,可以考虑行 CD19 CAR－T 细胞新药临床试验性治疗。与患者及家属充分解释沟通、获得知情同意后行以下筛查和评估。① 治疗靶点:免疫组化提示 CD19$^+$。② 体能状态:ECOG 评分为 2 分。③ 血细胞和 T 淋巴细胞水平:血常规显示 WBC 计数为 $10.02×10^9$/L, Hb 为 133 g/L, PLT 计数为 $228×10^9$/L, CD3$^+$ T 淋巴细胞计数为 $2.29×10^9$/L,各项指标均满足 CAR－T 细胞制备和治疗的需要。④ 脏器功能:虽然外院病历提示患者既往有 2 型糖尿病、冠状动脉粥样硬化性心脏病、左前分支传导阻滞、完全性右束支传导阻滞,但经本团队系统检查心、肝、肾等脏器功能基本正常。⑤ 感染:无任何活动性感染或特殊感染。综合筛查结果，患者符合 CD19 CAR－T 细胞临床试验性治疗的基本条件。

■ 抽取患者外周血或分离单个核细胞

虽然患者外周血 T 细胞计数正常，但考虑患者病程长，既往接受过多次化疗，复发后疾病呈快速侵袭性进展，为尽可能获得足够数量的起始 T 淋巴细胞，并保障制备 CAR－T 细胞的成功率，于 2019 年 12 月利用细胞分离机采集外周血单个核细胞（PBMC）200 ml。检测确认内含制备 CAR－T 细胞前需要的足够数量的 T 细胞之后，立即送往实验室予以处理、培养和基因转染等操作。

■ 体外制备 CAR－T 细胞质量的预评价

单采 PBMC 后 7 天，实验室回报 CAR－T 细胞生长良好，制备过程顺利，可以按期回输治疗。

■ CAR－T 细胞回输前预处理方案的制订和实施

患者在 PBMC 采集前后病情持续快速进展，为了控制患者体内肿瘤负荷过度增长，同时降低治疗风险，在评估患者治疗耐受性后，连续 3 天给予环磷酰胺每日 500 mg/m^2，来预处理清除淋巴细胞。细胞采集术后+14 天，根据患者体重和 CD19 CAR 的转染率进行计算后，回输 CD19 CAR－T 细胞 $1×10^6$/kg。该细胞数量与实验室早期预告的数值差异很大，实际未达到研究方案要求回输的最低 CAR－T 细胞数（$2～5×10^6$/kg）。实验室回报解释该患者转染后的 CAR－T 细胞在体外扩增效果不佳，可能与个体化因素有关，具体原因不明。考虑患者当时病情进展凶险，故决定先将仅能获得的低剂量 CAR－T 细胞回输给患者，随后择机再启动制作 CAR－T 细胞。回输期间患者无不适，监测生命体征均无异常。回输前，研究团队对患者进行了系统分析，考虑患者初诊时即属于淋巴结外起病，第 1 次和第 2 次复发时均有结外侵犯受累，尤其是第 2 次复发主要在左前臂出现较大软组织肿块，且增长快速，病理活检证实该肿块系 CD19$^+$ DLBCL 浸润所致。考虑该病灶暴露在体表较平坦的部位，容易操作，且周围无大血管等重要组织脏器影响，局部注射既容易操作，也没有误伤或治疗后免疫炎症反应损伤重要脏器的风险，为了促进 CAR－T 细胞能够快速、有效进入该实体瘤病灶，最大限度提高疗效，在与患者和家属详细沟通解释病情、获得签字同意后，采用单次静脉输注同时联合局部注射的给药方式对该患者进行了 CAR－T 细胞的治疗（图 3－4－1）。

■ CAR－T 细胞治疗后的不良反应和疗效评价

CAR－T 细胞回输后，患者无发热、胸闷、气喘、头晕等不适，监测肝肾功能和血常规等无明显异常。左前臂肿块在 CAR－T 细胞回输和局部注射后+1～+6 天出现红肿热胀，+7 天起局部肿块开始逐渐缩小，表面痂壳松动，+14 天肿块已明显缩小，痂壳脱落伴表皮轻微肿胀，+28

天时肿块基本消失(图 3 - 4 - 1)。其间动态检测血清中的 IL - 6、IL - 8、IL - 10 及 TNF - α 水平,均在正常范围内略有波动(图 3 - 4 - 2)。未观察到局部注射的病灶及其周围组织有出血、化脓或溃烂等,也无 CRS、ICANS 等不良反应。

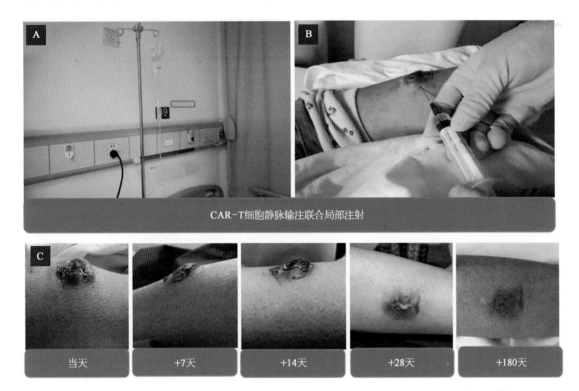

图 3 - 4 - 1 · **CAR - T 静脉输注联合局部注射后局部病灶变化情况**

A：静脉输注 CAR - T 细胞；B：局部注射 CAR - T 细胞；C：输注 CAR - T 细胞后肿块逐渐缩小,直至消失。

CAR - T 细胞回输后+28 天,PET - CT 提示全身未见^{18}F - FDG 高代谢病灶,仅局部注射肿块病灶处的皮肤略有增厚,按照 Lugano 疗效评估标准判断该患者已达到完全缓解(CR)。

■ CAR - T 细胞体内动力学

采用流式细胞术监测外周血中的循环 CAR - T 细胞,结果显示在 CAR - T 细胞回输后+2 小时,外周血中可检测到少量 CAR - T 细胞,+14 天达到峰值,+28 天时仅检测到微量 CAR - T 细胞存留(占 CD3$^+$ T 细胞的 0.08%)。外周血中的 CD19$^+$正常 B 淋巴细胞的水平出现与 CD19 CAR - T 细胞相似但略微滞后的变化趋势：从 CAR - T 细胞回输后+3 天,B 淋巴细胞出现降低,+14 天时降至为零,至+28 天仍处于缺乏状态(图 3 - 4 - 2)。

■ 跟踪随访

患者获得 CR 后,研究团队多次建议其行自体造血干细胞移植术进行巩固治疗,但因治疗

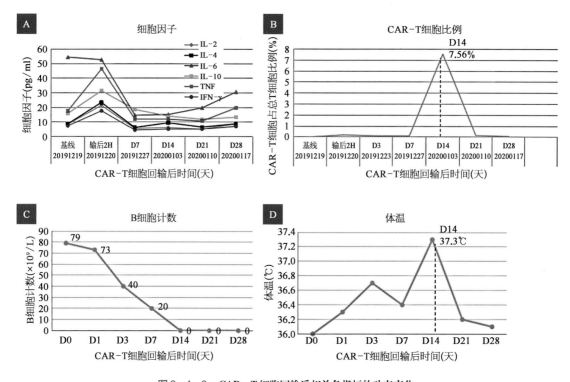

图 3-4-2·**CAR-T 细胞回输后相关各指标的动态变化**

A：CAR-T 输注后 28 天内各种细胞因子的变化趋势；B：回输后外周血 CAR-T 细胞水平的变化趋势；C：回输后外周血 B 细胞计数的变化趋势；D：体温变化曲线。

费用和患者个人因素等一直拒绝实施移植。后期随访至 6 个月时检查患者，除左前臂肿块行局部注射治疗处的病灶皮肤有色素沉着之外（图 3-4-1），其他未见异常，+12 个月时仍然处于 CR。+15 个月与家属联系时，告知患者病情稳定，之后与患者和家属失联。

讨论 和 总结

该患者初诊时首发病灶在乳腺，属于结外 DLBCL，第 1 次和第 2 次复发时又有全身淋巴结和结外多部位受累，尤其是第 2 次复发表现为系统性侵袭性进展，并在左前臂肉眼可见较大软组织肿块。在接受 CD20 单抗联合二线化疗方案治疗后仍快速进展，经组织病理活检证实该病灶同样系 CD19+ DLBCL 浸润所致。有研究报道，在接受抗 CD19 CAR-T 细胞治疗的复发难治性非霍奇金淋巴瘤患者中，结外浸润对总体生存及无进展生存产生了显著的负面影响，而软组织浸润是唯一与不良预后显著相关的因素，且结外病灶超过 2 处容易出现早期进展[1,2]。该原因可能是组织实体肿块中心供血相对较少，以及特有的肿瘤微环境联合导致外周血中循环 CAR-T 细胞很难进入肿瘤组织内部发挥作用。因此，对于结外淋巴瘤病灶，CAR-T 细胞能否渗透进入病灶组织并发挥杀伤功能对疗效至关重要。

　　然而，单纯静脉注射可能很难让足够数量的 CAR－T 细胞突破肿瘤微环境与肿瘤细胞接触，进而发挥杀伤肿瘤作用。研究团队充分分析该患者左前臂浅表部位淋巴瘤病灶的特征（肿块肉眼可见，周围无神经、大血管等重要组织脏器），评定对该病灶进行局部直接注射容易操作且安全性良好，故采用了静脉联合局部注射 CAR－T 细胞的新型给药方式对该患者进行了治疗，并取得了令人满意的效果。该给药方式不仅安全性良好，而且特别是在该患者接受治疗后，能够观察其局部病灶的整个变化过程，更加直观地认识到 CAR－T 细胞进入肿瘤组织后杀伤肿瘤细胞时所伴发的免疫炎症反应（也被称为"局部 CRS"）。

　　其次，跟踪随访结果显示，仅 CD19 CAR－T 细胞单药治疗使该患者获得了 1 年以上的持续完全缓解。结果提示采用这种"内外夹攻"、混合路径静脉联合局部注射的给药方式，对于某些比较安全且易操作的结外或巨大病灶淋巴瘤，可能是一种提高疗效更好的选择。但同时也强力警示了当肿瘤发生在重要脏器周围或有安全风险的特殊结外部位（如肠道、呼吸道等）时，实施 CAR－T 细胞治疗伴发的局部炎症反应可能会导致致命性出血、穿孔等风险。在这种情况下，需要特别谨慎、小心，即在充分把控利弊平衡并做好处理一切可能发生的不良事件前提下，才可进行 CAR－T 细胞治疗。

· 参考文献 ·

［1］ Vercellino L, Di Blasi R, Kanoun S, et al. Predictive factors of early progression after CAR T-cell therapy in relapsed/refractory diffuse large B-cell lymphoma[J]. Blood Advances, 2020, 4(22): 5607－5615.

［2］ Zhou L, Li P, Ye S, et al. Different sites of extranodal involvement may affect the survival of patients with relapsed or refractory non-Hodgkin lymphoma after chimeric antigen receptor T cell therapy[J]. Frontiers of Medicine, 2020, 14(6): 786－791.

（吴凡）

常用术语缩略词英汉对照表

(按英文首字母排序)

英文缩写	英文全名	中文全名
2HG	D - 2 - hydroxyglutarate	D - 2 - 羟戊二酸
6 - MP	mercaptopurine	6 - 巯基嘌呤
aaIPI	age adjusted international prognostic index	年龄调整的国际预后指数
AIDS	acquired immunodeficiency syndrome	获得性免疫缺陷综合征
ALL	acute lymphoblastic leukemia	急性淋巴细胞白血病
allo - HSCT	allogeneic hematopoietic stem cell transplantation	异基因造血干细胞移植
AML	acute myeloid leukemia	急性髓细胞性白血病
ANC	absolute neutrophil count	中性粒细胞绝对计数
Ara - C	cytosine arabinoside	阿糖胞苷
ASBMT	American Society for Blood and Marrow Transplantation	美国血液与骨髓移植协会
ASTCT	American Society for Transplantation and Cellular Therapy	美国移植和细胞治疗学会
ATG	antithymocyte globulin	抗胸腺细胞球蛋白
B - ALL	B-cell acute lymphoblastic leukemia	急性 B 淋巴细胞白血病
BCL	B cell lymphoma	B 细胞淋巴瘤
BCMA	B cell maturation antigen	B 细胞成熟抗原
BCR	B cell receptor	B 细胞受体

英文缩写	英文全名	中文全名
BiPAP	bilevel positive airway pressure	双水平气道正压通气
BM	bone marrow	骨髓
B – NHL	B-cell non-Hodgkin's lymphoma	B 细胞非霍奇金淋巴瘤
BTK	Bruton's tyrosine kinase	布鲁顿酪氨酸蛋白激酶
BU	busulfan	白消安
CAPD	Cornell assessment of pediatric delirium	康奈尔大学儿童谵妄积分法
CAR	chimeric antigen receptor	嵌合抗原受体
CAR – T	chimeric antigen receptor T-cell	嵌合抗原受体 T 细胞
CD	cluster differentiation	白细胞分化抗原
CLL	chronic lymphocytic leukemia	慢性淋巴细胞白血病
CMV	cytomegalovirus	巨细胞病毒
CNS	central nervous system	中枢神经系统
CNSL	central nervous system leukemia	中枢神经系统白血病
CPAP	continuous positive airway pressure	持续正压通气
CR	complete remission	完全缓解
CRES	CAR – T cell related encephalopathy syndrome	CAR – T 细胞相关脑病综合征
CRi	complete remission with incomplete hematologic (blood count) recovery	完全缓解伴不完全血液学(血细胞计数)恢复
CRS	cytokine release syndrome	细胞因子释放综合征
CSF	cerebrospinal fluid	脑脊液
CTCAE	Common Terminology Criteria for Adverse Events	不良事件通用术语标准
CTCF	CCCTC – binding factor	CCCTC 结合因子
CTL	cytotoxic T lymphocytes	细胞毒性 T 细胞
CTX	cyclophosphamide	环磷酰胺
DLBCL	diffuse large B-cell lymphoma	弥漫大 B 细胞淋巴瘤

英文缩写	英文全名	中文全名
DLI	donor lymphocyte infusion	供者淋巴细胞输注
DNA	deoxyribo nucleic acid	脱氧核糖核酸
DNR	daunorubicin	柔红霉素
DNT	double negative T cell	双阴性 T 细胞
DOR	duration of overall response	总缓解持续时间
EBER	EBV - encoded RNA	EB 病毒编码的 RNA
EBV	epstein-barr virus	EB 病毒
ECOG	Eastern Cooperative Oncology Group	东部肿瘤协作组
EEG	electroencephalogram	脑电图
EFS	event-free survival	无事件生存
FCM	flow cytometry	流式细胞术
FDA	Food and Drug Administration	美国食品药品管理局
FDG	fluorodeoxyglucose	氟代脱氧葡萄糖
$^{18}F - FDG$	$^{18}F -$ fluorodeoxyglucose	$^{18}F -$氟代脱氧葡萄糖
FISH	fluorescence in situ hybridization	荧光原位杂交
FLT3	Fms-like tyrosine kinase 3	FMS 样的酪氨酸激酶 3
GCB	germinal center B-cell	生发中心 B 细胞
G - CSF	granulocyte colony stimulating factor	粒细胞集落刺激因子
GLB	globulin	球蛋白
GM - CSF	granulocyte macrophage colony stimulating factor	粒细胞巨噬细胞集落刺激因子
GMP	Good Manufacture Practice for Drugs	药品生产管理规范
GRAALL	Group for Research on Adult Acute Lymphoblastic Leukemia	成人急性淋巴细胞白血病研究组
GVHD	graft versus host disease	移植物抗宿主病
GVL	graft versus leukemia	移植物抗白血病

英文缩写	英文全名	中文全名
HBeAg	hepatitis B virus e antigen	乙型肝炎病毒 e 抗原
Hb	hemoglobin	血红蛋白
HCV	hepatitis C virus	丙型肝炎病毒
HD－Ara－C	high-dose-cytarabine	大剂量阿糖胞苷
HD－MTX	high-dose-methotrexate	大剂量甲氨蝶呤
HIV	human immunodeficiency virus	人类免疫缺陷病毒
HL	Hodgkin's lymphoma	霍奇金淋巴瘤
HLA	human leukocyte antigen	人类白细胞抗原
HLH	haemophagocytic lymphohistiocytosis	噬血细胞性淋巴组织细胞增生症
HOX11	homeobox 11	同源异形盒基因 11
HSCT	hematopoietic stem cell transplant	造血干细胞移植
ICANS	immune effector cell-associated neurotoxicity syndrome	免疫效应细胞相关神经毒性综合征
ICE	immune effector cell-associated encephalopathy	免疫效应细胞相关性脑病
ICP	intracranial pressure	颅内压
ICU	intensive care unit	重症监护病房
IFN－γ	interferon－γ	干扰素-γ
Ig	immunoglobulin	免疫球蛋白
IgA	immunoglobulin A	免疫球蛋白 A
IgG	immunoglobulin G	免疫球蛋白 G
IgM	immunoglobulin M	免疫球蛋白 M
IHC	immunohistochemistry	免疫组织化学
IL	interleukin	白细胞介素
IMWG	International Myeloma Working Group	国际骨髓瘤工作组
IPI	International prognostic index	国际预后指数

英文缩写	英文全名	中文全名
ITAM	immunoreceptor tyrosine-based activation motif	免疫受体酪氨酸激活基序
ITD	internal tandem duplication	内部串联重复
L - ASP	L-asparaginase	左旋门冬酰胺酶
LDH	lactate dehydrogenase	乳酸脱氢酶
LDi	longest diameter	病灶最长径
Ly	lymphocyte	淋巴细胞
MAS	macrophage-activation syndrome	巨噬细胞活化综合征
MHC	major histocompatibility antigen complex	主要组织相容性抗原复合物
MICM	morphology, immunology, cytogenetics, molecular biology	细胞形态学、免疫学、细胞遗传学、分子生物学
MM	multiple myeloma	多发性骨髓瘤
MPO	myeloperoxidase	髓过氧化物酶
MRD	minimal residual disease	微小残留病灶
MRI	magnetic resonance imaging	磁共振成像
NADPH	nicotinamide adenine dinucleotide phosphate	还原型烟酰胺腺嘌呤二核苷酸磷酸
NCCN	National Comprehensive Cancer Network	美国国家综合癌症网络
NEUT	neutrophil	中性粒细胞
NFAT	nuclear factor of activated T cells	活化 T 细胞核因子
NGS	next generation sequencing	二代基因测序
NHL	non-Hodgkin's lymphoma	非霍奇金淋巴瘤
NKT	natural killer T cell	自然杀伤 T 细胞
NMPA	National Medical Products Administration	中国药品监督管理局
NPM1	nucleophosmin 1	核仁磷酸蛋白 1
ORR	overall response rate	总反应率
OS	overall survival	总生存

英文缩写	英文全名	中文全名
PBMC	peripheral blood mononuclear cell	外周血单个核细胞
PCL	plasma cell leukemia	浆细胞白血病
PCR	polymerase chain reaction	聚合酶链反应
PD－1	programmed death－1	程序性死亡受体-1
PD	progressive disease	疾病进展
PET－CT	positron emission tomography-computed tomography	正电子发射计算机断层扫描
PFS	progression-free-survival	无进展生存
Ph	Philadelphia chromosome	费城染色体
Ph⁺ ALL	Philadelphia chromosome positive acute lymphoblastic leukemia	费城染色体阳性急性淋巴细胞白血病
Ph-like ALL	Ph-like acute lymphoblastic leukemia	Ph 样急性淋巴细胞白血病
PLT	platelet	血小板
PPCL	primary plasma cell leukemia	原发性浆细胞白血病
PPD	product of the perpendicular diameters	单个病灶 LDi 与 SDi 的乘积
PR	partial remission	部分缓解
Pred	prednisone	泼尼松
RBC	red blood cell	红细胞
RFS	recurrence free survival	无复发生存
RNA	ribonucleic acid	核糖核酸
r/r	relapse or refractory	复发/难治性
r/r B－ALL	relapse or refractory acute B lymphoblastic leukemia	复发/难治性急性 B 淋巴细胞白血病
scFv	single－chain variable fragment	单链可变区片段
SDi	short diameter	病灶最短径
SD	stable disease	疾病稳定
SPD	sum of the products of diameters	多个病灶的 PPD 之和

英文缩写	英文全名	中文全名
TBI	total body irradiation	全身放射治疗
TCR	T cell receptor	T 细胞受体
TEPA	thiotepa	塞替派
Th	helper T cells	辅助性 T 细胞
TKI	tyrosine kinase inhibitors	酪氨酸激酶抑制剂
TLS	tumor lysis syndrome	肿瘤溶解综合征
TMD	transmembrane domain	跨膜信号域
TME	tumor microenvironment	肿瘤微环境
TNF - α	tumor necrosis factor	肿瘤坏死因子- α
TORCH	toxoplasma, others, rubella virus, cytomegalo virus, herpes virus	弓形虫、其他病原微生物（如梅毒螺旋体、带状疱疹病毒、细小病毒 B19、柯萨奇病毒等）、风疹病毒、巨细胞病毒、单纯疱疹 I / II 型
Treg	regulatory T cells	调节性 T 细胞
ULN	upper limit of normal value	正常值上限
VCR	vincristine	长春新碱
VGPR	very good partial remission	非常好的部分缓解
WBC	white blood cell	白细胞
WT - 1	Wilms tumor - 1	肾母细胞肿瘤基因- 1

附 记 与 致 谢

---

1. 本书中报告分析的所有病例均属于研究者发起的临床试验性治疗,该项目获得了安徽医科大学第二附属医院学术技术委员会和医学研究伦理委员会的批准,并分别于美国国立卫生研究院临床试验网站(ClinicalTrials.gov)和中国临床试验注册中心(chictr.org.cn)注册。

2. 患者接受治疗的CAR-T细胞由安徽北大未名生物经济研究院有限公司和江苏拓弘生物科技有限公司制备并免费提供,特此向两家企业表示衷心感谢。

3. 本临床研究项目还获得了以下科研课题的支持和资助: ① 2015年安徽医科大学第二附属医院首批"火花计划"科研项目(No.2015hhjho3); ② 2017年国家自然科学基金面上项目(No.81670179); ③ 2019年安徽省创新性重大科技专项(No.201903a07020030); ④ 2023年国家自然科学基金青年项目(No.82200225、No.82200252)。特此声明,一并致谢。